がん患者1万人以上を
診てきた医師が実践する

がんで死なない最強の方法

医学博士
健康増進クリニック院長
水上 治

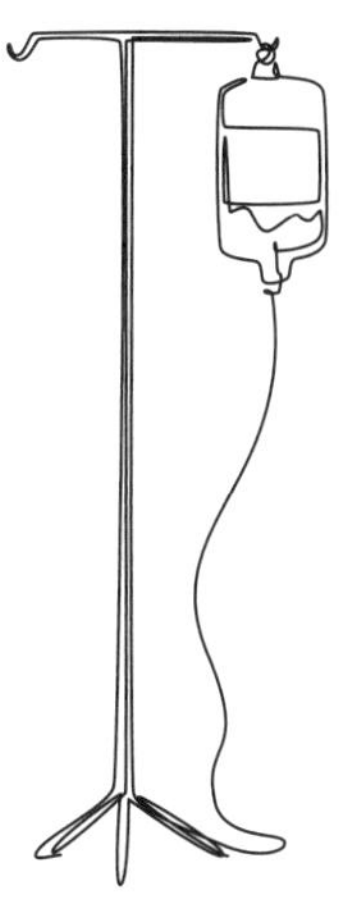

青月社

まえがき

こんにちは。がん臨床医の水上治です。

この本を手に取ったみなさんは、少なからずがんに興味を持っておられるはずです。例えば、「会社の定期健診でひっかかった」「身近な人が、がんになった」「がん家系なので不安」など、心当たりはありませんか？

私は半世紀、がん臨床医として1万人以上の患者さんの診察・治療を行ってきました。それでも、いまだがん根絶は夢物語です。がんはできた部位によって治療を受ける科が分かれ、さらに手術や放射線治療はそれぞれ専門医が行うのが通例。それぞれ専門性の高い治療にあたるわけですが、反面、特定の治療についての知識に偏る傾向があります。

一方、がんは意外性があり、複雑で個人差が大きい〝世界に一つだけの病気〟です。たとえ同じ臓器のがんであっても、様相や症状は千差万別。有効な治療法も人それぞれ違って当たり前。がんを根絶する唯一の方法などないといえます。

それでもここでは、私が考える『がんで死なない最強の方法』をお伝えしたいと思います。

早期発見の一歩先、超初期がんをあぶり出す

ＣＴＣ検査

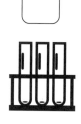

×

副作用がなく、がんを撃退する〝天然の抗がん剤〟

超高濃度ビタミンＣ点滴療法

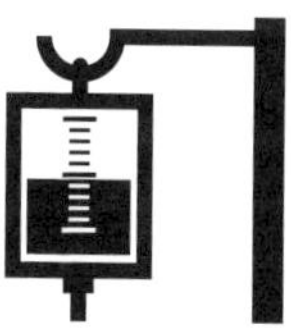

「ＣＴＣ検査」と「超高濃度ビタミンＣ点滴療法」は、現状、私がもっとも注目し、自

分自身も実践している検査法と治療法です。

本書では、この2つの組み合わせで「がんで死なない」を実現する方法を詳しくお伝えします。

振り返れば、がんがいる！

「一生涯でがんになる割合は男女とも2人に1人」という事実を知って、ショックを受けたことがある方も多いでしょう。最新の統計では、生涯がん罹患率は、男性65・5％！ がんを患う確率は半分どころか、いまや3人に2人に近づきつつあります。ちなみに、女性も50・2％と依然高い確率で推移しています（国立がん研究センター・2017年）。高齢社会へ突き進む現在、がんは私たちにとって、もっとも身近な病気となりました。誰もが患う可能性があり、年齢にともないそのリスクは加速度的にぐんぐん高まっていきます。

がんは、見つけたと思えば姿を変え（＝突然変異）、ひっそりと潜伏して忘れたころに顔を出し（＝再発）、虎視眈々と陣地を広げる機会を狙う（＝増殖）、一筋縄ではいかない強敵。とはいえ、私たちも手をこまねいているわけではありません。

事実、がんの5年生存率（がんに罹患した人のうち5年後に生存している比率）は、全体の68・4％となり（国立がん研究センター・2020年）、がんで死亡する確率は、男性は23・9％で4人に1人、女性は15・1％で7人に1人で、わずかながら減少傾向にあります。

キーワードは〝超〟

がんとの闘いで勝利するには、「早く見つけて叩く」。昔も今も変わりませんが、精度や技術は様変わりしています。がんの治療技術、手術・放射線・抗がん剤のそのすべてが〝年々〟ではなく〝日々〟進化し、がんの検査法もまた躍進をとげました。

革新的なもののひとつが先に挙げた「ＣＴＣ検査」です。これまでの検査では発見が困難な超早期のがんを見つけられる遺伝子検査です。ＣＴＣは「Circulating Tumor

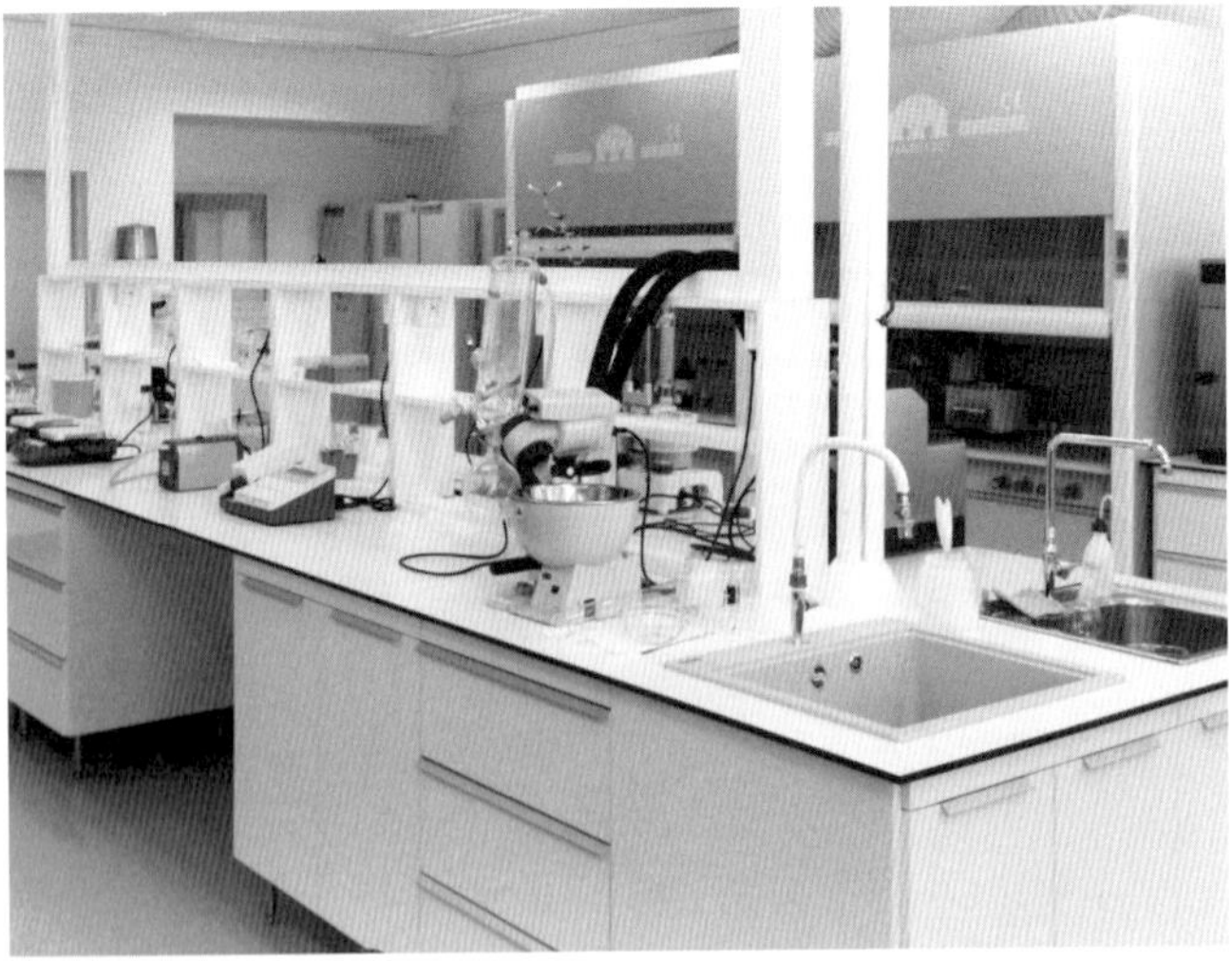

信頼性の高いCTC検査を行うギリシャの医療機関
「R.G.C.Cインターナショナル社」

Cell」の略で、〝循環腫瘍細胞〟を意味します。聞き慣れない医学用語が出てくると、何やら大がかりな検査のようですが、いわゆる血液検査なので、血液を20㎖ほど採血するだけ。体への負担がほとんどないことも利点にあげられます。

21ページからの「がんを見つける」の章では、「CTC検査のメリット・デメリット」、「既存の検査法とCTC検査の比較」、「CTC検査の流れ」を中心に、わかりやすく解説します。

副作用なく、再発・転移がんを防ぐ！

超早期でがんを見つけることができたら、治療の選択肢は格段に増えます。日本ではがんと診断されると、まず手術で切除し、放射線、抗がん剤の三大療法（標準治療）のどれかが行われます。この流れを断ち切るのはむずかしい状況です。基本的に初期がん（ステージ0～Ⅰ）、進行がん（ステージⅡ～Ⅳ）でも治療方針は変わりません。

しかし、手術できないくらいの極小がんの超早期の段階ならば、三大療法の出番はありません。

そして、がん臨床医の私が自信を持ってすすめる選択肢のひとつが「超高濃度ビタミンC点滴療法」なのです。その名の通り、濃度を高めたビタミンCを点滴するシンプルな治療法ですが、エビデンスに裏打ちされた効果は〝天然の抗がん剤〟と称されるほど。アメリカ・カナダ・デンマークなどの国々では臨床試験が進み、正式な抗がん剤として認可される日も近いと期待されています。日本でも東海大学医学部での研究が進行中です。

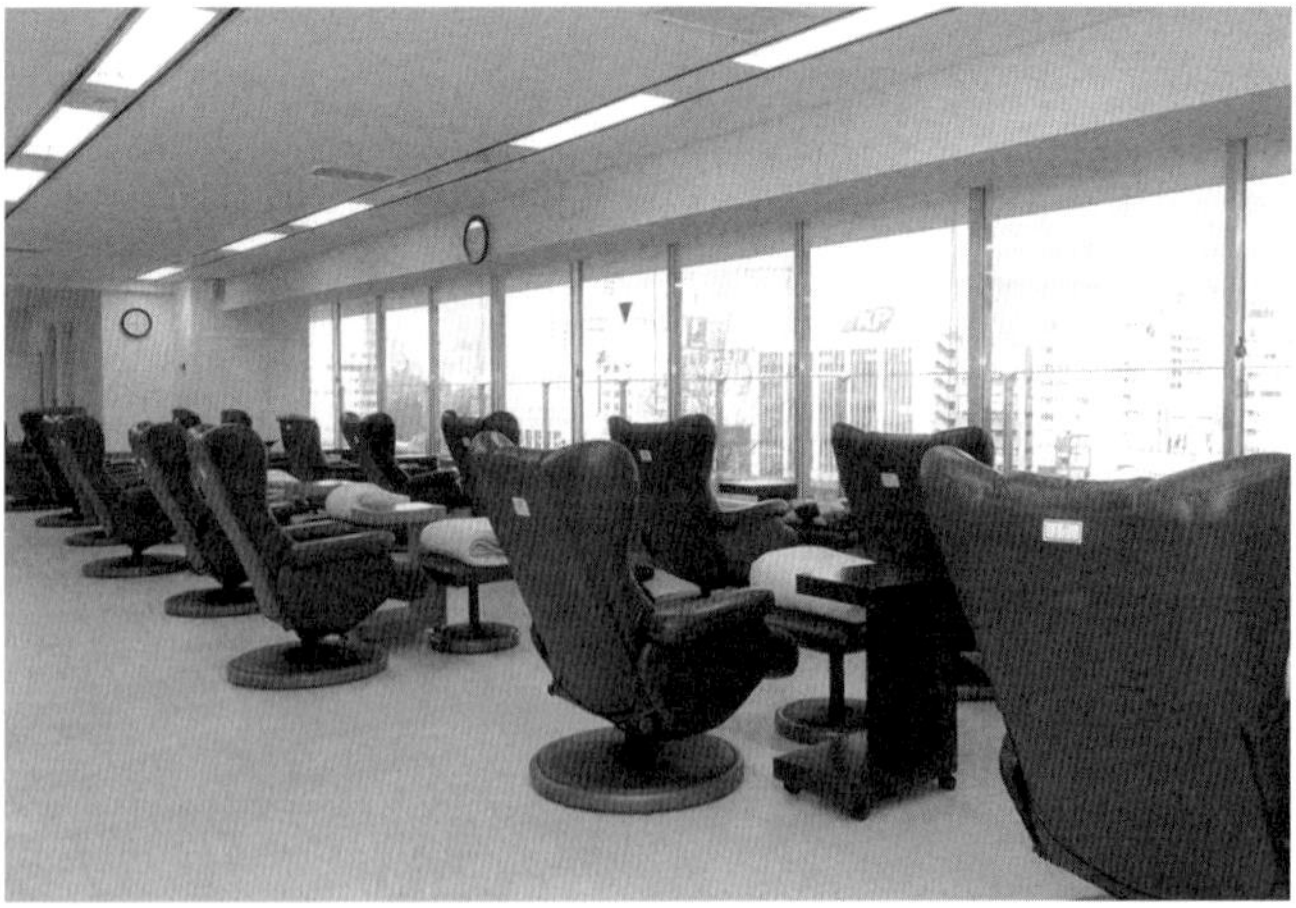

著者が院長を務める「健康増進クリニック」。
リクライニングチェアでゆったりと「超高濃度ビタミンC点滴」が受けられる。

「超高濃度ビタミンC点滴療法」は、私の長年の臨床経験、世界中の研究論文に照らしても、がんへの効果に疑いの余地はありません。さらに、近年、いくつもの画期的な研究論文が発表され、ビタミンCのがんへの効用という扉が一つ、また一つと開かれています。

107ページからの「がんを治療する」の章では、「がんを死滅へ導く6つのルート」を軸に「超高濃度ビタミンC点滴療法の基礎知識」、さらには、現在も治療中のがん患者さんの生の声を、体験談としてお届けします。

ライフスタイルを見直すチャンス

みなさんは「がんは手術で治すもの」と考えていませんか？　一般の方だけでなく、がん＝手術に疑問を持たない医師も少なくありません。事実、今も昔もがん治療の第一選択肢は手術です。一方、欧米では前立腺がん、子宮頸がんなどは、放射線治療を第一選択肢とするケースが増えています。5年生存率に差がなければ、臓器が残せる治療法を選ぶのも当然といえるでしょう。

本書で取り上げる「ＣＴＣ検査」と「超高濃度ビタミンＣ点滴療法」は、革新的かつ有望な方法ではありますが、無数にあるがん検査法、治療法の中のひとつ。今この瞬間にも、きら星のごとく、新しい検査法、革新的な治療法が誕生しているかもしれません。もし、がん闘病中ならば、医者まかせにせず、自分に合う治療法を探し続けてください。もし、「ＣＴＣ検査」で超早期がんが見つかったならば、これまでのライフスタイルを見直すチャンスと考えましょう。病院で治療を受けずとも、生活習慣を変えるだけで抗がんにつながります。

「栄養バランスのよい和食中心の食事を心がける」
「こまめに体を動かし、運動習慣を身につける」
「体を温め、血流を増やす」
「質のよい眠りで疲れを取る」

いずれも生活習慣病の予防・改善でたびたび指摘されることばかりですが、食事や運動などの生活習慣とがんとの関係は、数多くの論文で裏付けられています。

ここに「超高濃度ビタミンC点滴療法」を加えれば、言うことなしです。がん再発予防としての効果も絶大です。

水上　治

薬物は危険であり、ビタミンは安全である。
ビタミンは、人間が生命と健康に必要としている必須の食物である。
ビタミンは多量に摂っても安全であり、副作用はまれにしか起こらず、
危険なことはほとんどない。さらにビタミンは大半の薬物に比べて安価である。

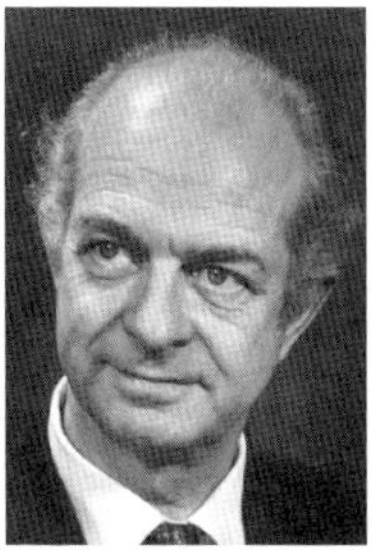

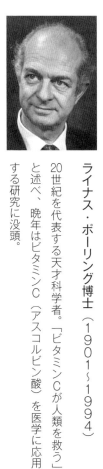

ライナス・ポーリング博士（1901〜1994）
20世紀を代表する天才科学者。「ビタミンCが人類を救う」と述べ、晩年はビタミンC（アスコルビン酸）を医学に応用する研究に没頭。

がんで死なない最強の方法◎もくじ

1『がんを見つける』の章
――CTC検査

2 『がんを治療する』の章

——超高濃度ビタミンC点滴療法

3 『がん闘病を語る』の章

——超高濃度ビタミンC点滴の体験談

1

がんで死なない最強の方法

『がんを見つける』の章

——CTC検査

がんの基本知識
どうしてがんは発症する？

正しい知識が身を守る

がんについての研究は世界中で盛んに続けられており、以前はわからなかったことも次第に解明されてきました。同時に医療技術も進歩し、今やがんは〝治る病気〟になりつつあります。とはいえ、いまだにがんは「怖い病気」「治すのが困難」「やがては死に至る」といったイメージばかりが先行している病気です。「病気としてのがん」について、正しく知っている人はそれほど多くないように思えます。

患者さんにもよくお話しているのですが、がんの予防、発見や治療、再発防止において、自分の強い味方となってくれるのが「正しい知識」。

まずは、「がんという病気がどんなものなのか」という基本的なことを知っておきましょう。すると、「がんを予防する」「がんを発見する」とはどういうことなのかがわかり、その仕組みも自ずと理解しやすくなります。

がんの始まりは細胞のコピーミス

ケガをしても傷が塞がるのは、必要に応じて新しい細胞がつくられるからです。体を構成する細胞は、その形を維持するために分裂し続け、遺伝子をコピーしながら新しい細胞をつくっています。臓器によって分裂のスピードは異なるものの、私たちの体の中では、常に莫大な数の細胞が分裂を続けているのです。

とはいえ、細胞分裂の回数は無限ではなく50～60回と一定数が決まっています。既定の回数の細胞分裂を終えた細胞は役目を終えて死んでしまうのです。

これに深く関わっているのが、細胞の染色体の端にある「テロメア」という部分。分裂をするたびに少しずつテロメアが減っていき、全部なくなったときに分裂ができなくなる仕組みになっています。このため、テロメアは「生命の回数券」ともいわれています。

人間の体には37兆個もの細胞があり、それぞれが分裂を50～60回も繰り返しているのですから、常にてんやわんやの状態といえます。となれば、起こるべくして起るのが分裂時のミス。遺伝子のコピーが間違って行われるのです。その結果、「がんの芽」というべき変異したがん細胞が生まれます。

変異したがん細胞、いわばがんの芽は、1日に5000個ほどできますが、通常は修復されたり、自然に死んだりします。それでもなくならない場合は「リンパ球」という免疫細胞が登場。がんの芽を退治して、体に残ることがないよう働きます。ところが、5000個もあれば、リンパ球の働きをかいくぐって生き延びてしまうものも……。これが「がんの始まり」になります。

遺伝子のコピーミスによって変異をきたしたがん細胞は、いくら分裂を繰り返してもテロメアが減らないという特長があります。このため、変異した細胞は死ぬことなく増殖を続け、かたまりとなって腫瘍になります。さらには遺伝子の異常をも引き起こして悪性度を増し、「がん」という病気になっていくのです。なお、変異した細胞の

がんは細胞のコピーミスから生じる

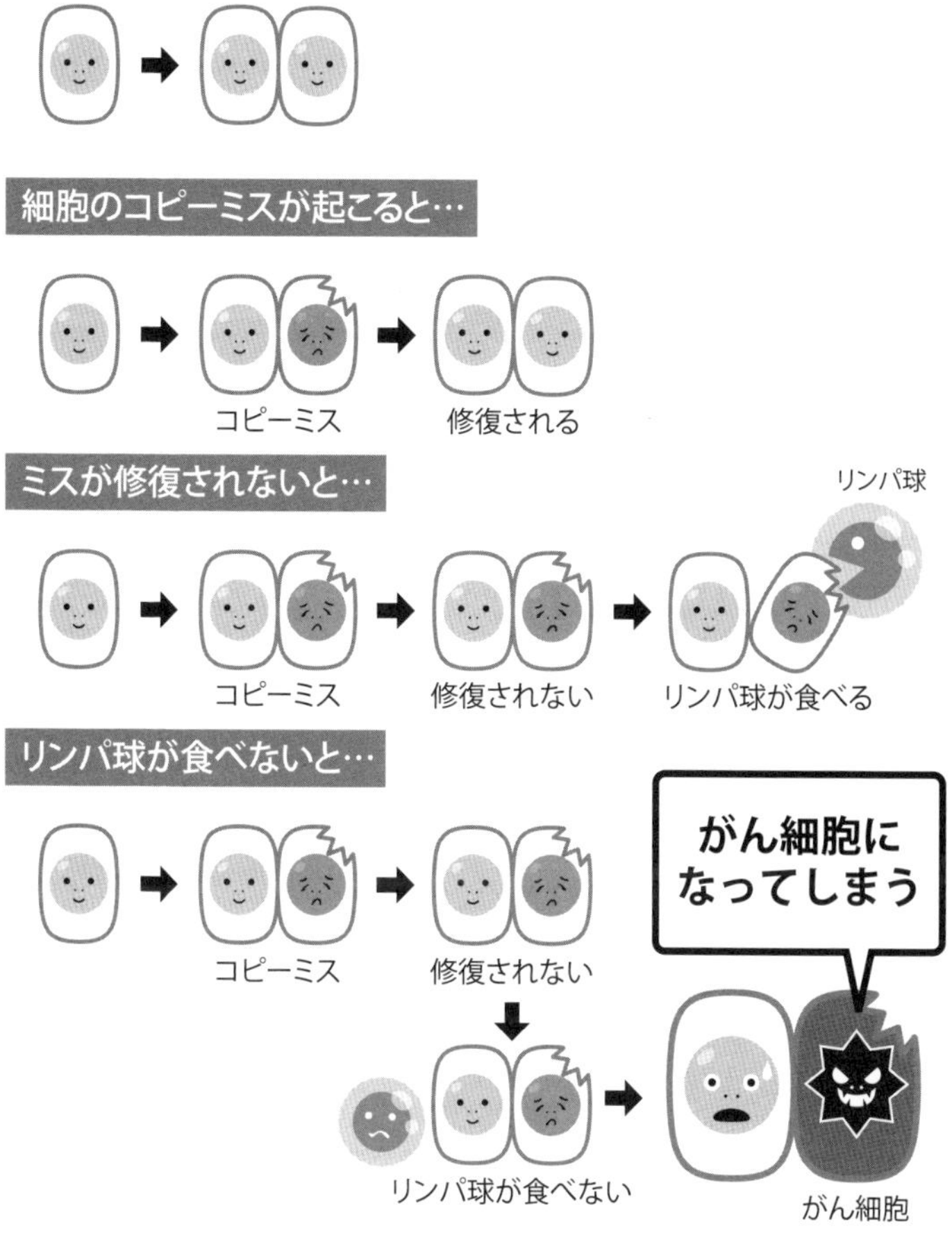

中には、単に増殖を繰り返して集まるだけのものも。こういった腫瘍は「良性腫瘍」と呼ばれます。

がんが1㎝大になるのには10〜20年かかる

最初のうち、がんの増殖スピードはゆっくりですが、次第に速くなって加速度をつけ、爆発的に大きくなります。最初のがんの芽である変異した細胞の大きさは1㎜の100分の1ぐらいのごくごく小さなもの。それが何十回もの細胞分裂を繰り返し、1㎝ほどの大きさになるのには10年から20年かかるといわれています。

がん細胞はねずみ算式に増えるので、その後2〜3年で4㎝大きさに。さらに1〜2年で8㎝ほどの大きさになってしまいます。つまり、1㎝ほどの大きさになる時間に比べて、1㎝から8㎝になるまでの時間が異様に短いのです。

がんの大きさが1㎝前後になると、自覚症状はないものの、運がよければがん検診で見つけることが可能になります。しかし、多くの場合がんが発見されるのは、がん

がんが発生・成長する過程

最初のがんの
大きさ
100 分の 1 mm

1 がんの成長期

細胞分裂で遺伝子をコピーするときミスが起こると、「がんの芽」が発生する。1日5000個ほど生じている。

修復機能が正常に働くとがんの芽は消える

10〜20年

2 がんの促進期

コピーミスを起こしてがんの芽となった細胞が、増殖を繰り返している状態。増殖を促す因子、増殖を抑える因子がある。

がんを促進する因子

タバコの煙、紫外線、ウイルス、アスベスト、肉の過剰摂取、塩分の過剰摂取、野菜果物不足など

がんを抑制する因子

抗酸化物質、適度な運動、適切な食事、除菌治療、予防接種 など

3 がんの進行期

促進因子の影響などでがん細胞にさらに遺伝子異常が起こり、増殖のスピードが爆発的に高まる。他の臓器へ広がる。

がんの
大きさ
1cm

が数cmの大きさになってから。がんはある程度大きくならないと、自覚症状が現れません。症状が気になって病院へ行き、そこでようやくがんだとわかるのです。

1cmの大きさになるのに10〜20年、その後の進行はあっという間。緩急ある進行速度は、がんの治療を困難にしている大きな理由となっています。

がん細胞はなぜ生まれる？

なぜ、遺伝子のコピーミスは起こるのでしょうか？　変異した細胞はなぜ増殖してしまうでしょうか？

実のところ、これらの理由は解明されていないことのほうが多いのが現状です。

わかっているものとしては、肝炎ウイルスによる肝臓がん、ヒトパピローマウィルス（ＨＰＶ）による子宮頸がん、ピロリ菌による胃がんといったウイルスや菌が誘発するがんがあります。また、遺伝性乳がん卵巣がん症候群（ＨＢＯＣ）などは、親から受け継いだ遺伝子の異常が原因となって発症しますが、遺伝が関わっているがんはごくわずか。全体の約5％に過ぎないといわれています。

このほか、がんを誘発するものとしては、紫外線や放射線、大気中の化学物質といった発がん性物質があげられます。そこに健康に悪い食事や喫煙、運動不足、塩分の摂り過ぎといった「よろしくない生活習慣」が加わると、変異した細胞の増殖や遺伝子の異常がどんどん促され、がんに至ると考えられています。このように、日ごろの生活習慣が大きく関与するため、「がんは生活習慣病のひとつ」ともいわれます。

自分であって自分でないがん

通常、体の中の異物はリンパ球やマクロファージなどの免疫細胞が「敵」と見なして攻撃、排除をしようと働きます。しかし、がん細胞はそうした免疫細胞の働きをまんまと逃れ、体の中でじわじわと増殖・拡大していきます。

がん細胞が免疫細胞から逃れられるのは、がん細胞がよそ者ではないから。がん細胞の出どころは自分の体。正常な細胞が変化したものであり、外部から侵入してきたわけではないからです。もとをただせば自分の細胞であり、なおかつ遺伝子の変異もごく微妙なため、免疫細胞は敵と認識せず、攻撃もしません。

がん細胞が大きくなって、免疫細胞は「ひょっとして悪いやつらなのかも!?」とようやく気づきます。あわてて攻撃しても時すでに遅し。免疫細胞の力だけでは太刀打ちできないケースが起こってしまいます。

こうしたがん細胞の性質は、「自己細胞から非自己細胞に変わる」といわれ、がん治療のむずかしさの一端とされています。

免疫細胞が元気いっぱいでよく働く状況下であれば、がん細胞を早めに見つけ出し、サッサと退治してくれます。反対に免疫細胞に元気がないと、がん細胞をみすみす見逃すことになります。免疫細胞は、よくない生活習慣などのほか、老化でも弱ってしまいます。加齢によってがんが増えるのには、このような背景もあるのです。

進行したがんは他の臓器へ

免疫細胞の攻撃を逃れて増殖を繰り返し、大きく広がったがんは、次にどうなっていくのでしょうか？

答えは「転移」です。

大きくなったがんは、新たな住処を求め血管やリンパ管を通って他の臓器へ移動します。胃にできたがんが肺へ、肺にできたがんが脳へ……。

もちろん、新しい住処にやってきたがん細胞の定着を、免疫細胞は阻止しようとします。しかし、数々の攻撃を逃れてきた大きながん細胞は、たいへん手強い不死身の猛者。他の臓器でも免疫細胞の攻撃をものともせずに増殖を続けます。すると、そこにがん細胞群団は新しい植民地をつくります。これががんの転移です。

がんの転移とは

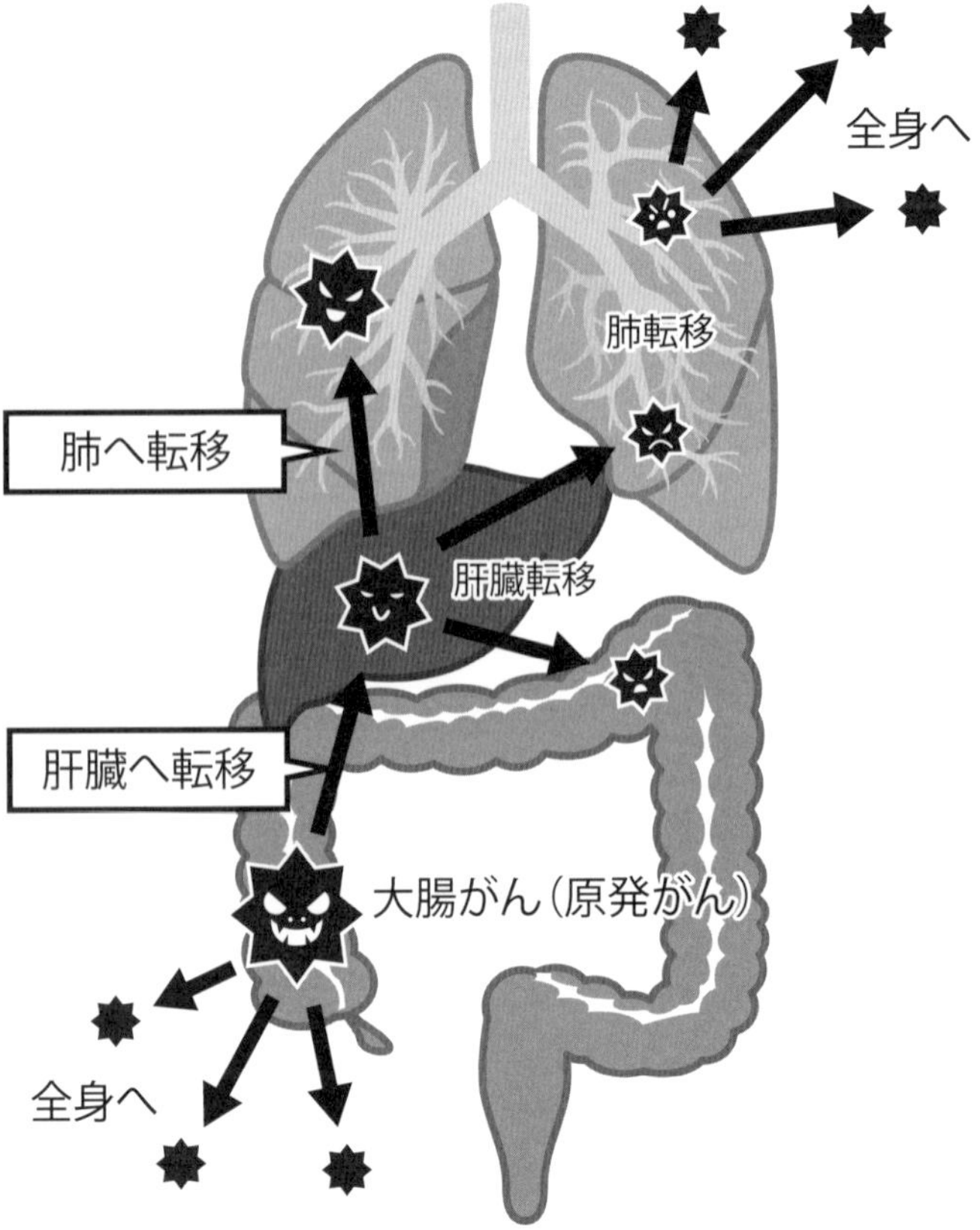

最初にできたがん（原発がん）が、
血管やリンパ管を通って別の臓器に住みつく

がんで人が死ぬのはなぜ？

がんで人が死ぬのは、がんが直接的な原因ではありません。胃にがんがあって食事が入らない、大腸がんで排便ができないといった具合に、大きくなったがんが臓器の機能を阻害した結果、人間は死んでしまうのです。

また、がん細胞が不死身でひたすら増殖を続けることも、死を招く要因になります。増殖のためのエネルギーを得るため、がん細胞は周囲に新たな血管をつくってエネルギーを他の臓器から奪うのです。さらにがん細胞からは毒素も発生するため、徐々に人間の体は弱わり、やがて死に至ります。

誰もががんになる時代、早期発見こそがいちばんの備え

がんになる可能性は三分の二

「万が一にもがんになりたくない」。こう思っている人はもちろん多いでしょう。

誰もが好んでがんになどなりたくないですよね。でも、現在の日本では男性は3人に2人、女性は2人に1人ががんになるのですから、そうはいっていられないでしょう。万が一どころか、すでにがんがどこかにあるかもしれません。

自分はもちろん、家族や友人、誰もががんになる可能性を抱えています。日進月歩で医療は進んでいますが、ひとたびがんになれば寿命が縮まってしまうと考える人もいまだ少なくないでしょう。実際に日本人の死因の第一位はがん。年間およそ38万人もの人が、がんによって命を落としているのです。

日本人の死因トップはがん

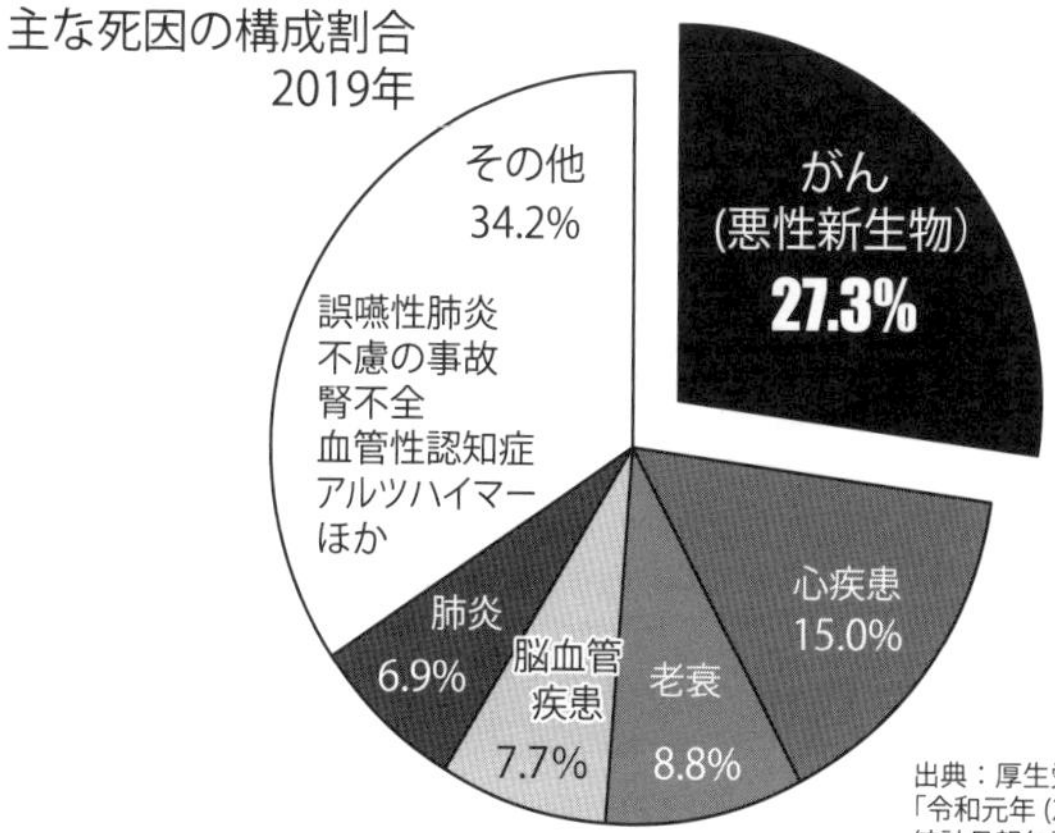

出典：厚生労働省
「令和元年 (2019) 人口動態
統計月報年計 (概数) の概況」

部位別がん死亡数

●死亡数が多いがんの部位　2019年

	1位	2位	3位	4位	5位	
男性	肺	胃	大腸	すい臓	肝臓	大腸を結腸と直腸に分けた場合、結腸4位、直腸7位
女性	大腸	肺	すい臓	胃	乳房	大腸を結腸と直腸に分けた場合、結腸3位、直腸9位
男女計	肺	大腸	胃	すい臓	肝臓	大腸を結腸と直腸に分けた場合、結腸4位、直腸7位

出典：国立がん研究センター 最新がん統計より（2021年8月3日）

●罹患数が多いがん　2018年

	1位	2位	3位	4位	5位	
男性	前立腺	胃	大腸	肺	肝臓	大腸を結腸と直腸に分けた場合、結腸4位、直腸5位
女性	乳房	大腸	肺	胃	子宮	大腸を結腸と直腸に分けた場合、結腸2位、直腸7位
男女計	大腸	胃	肺	乳房	前立腺	大腸を結腸と直腸に分けた場合、結腸3位、直腸6位

出典：国立がん研究センター 最新がん統計より（2021年8月3日）

栄養バランスのよい食事を心がける、食べ過ぎ・飲み過ぎを慎む、タバコは吸わない、適度な運動を行う、寝不足を避ける……。こういった健康的な生活を心がければ、がんになるリスクをかなり軽減できることがわかっています。しかし、減らせるのはあくまでリスクだけ。何事にも絶対がないように、どんなに気をつけていても、なるときにはがんになってしまいます。

また「家族や親族にがんの人がいないから、自分は大丈夫」と考えるのも性急です。家系の影響は、一部のがん（大腸がん、乳がん、卵巣がん、前立腺がんなど）を除くと、ごくわずか。そのほかの大半のがんは、遺伝にかかわらず発生してしまいます。「自分はがんと関係ない」と安心しきっていると、手痛いしっぺ返しにあいかねないのです。

がんになるのはもとより、がんで寿命を縮めてしまうことは、もはや他人事ではなく、自分事になる可能性がうんと高いと考えられます。そうなりたくないのであれば、がんから身を守るためのできる限りの策を講じておくべきでしょう。

がんへの備えは、がん保険でいいの？

テレビで盛んに放映されているがん保険のCM。気になっている人も多いでしょう。ちまたでは、がんへの備えとして保険に加入する人も増えているようです。

がんになれば医療費がかかり、治療中は当分仕事ができないでしょう。その間のお金も必要になりますし、最先端の治療のほとんどは保険外で高価です。お金はあればあるほど助かりますし、大きな安心感にもつながります。

でも、それは〝がんになったあとのお金〟の話。

当然それも大切ですが、お金がいくらあっても、治療のかいなく寿命を縮めることになってしまったら、後悔してもしきれませんよね。

お金は大事、でも命はもっと大事。がんへの備えは、がん保険に入るだけで不十分だと考えるべきです。

まずはがんにならないよう用心すること、がんになっても取り返しがつくよう、命が助かるよう、できるかぎりの準備をしておくことが、何よりも重要であると私は思うのです。

がんで寿命を縮めたくないなら、早期発見がポイントになる

「早期発見・早期治療」――――。

耳にたこができるくらい聞いたことがあると思います。でも、がんから身を守って命を長らえる、もっとも堅実的な方法はズバリこれなのです。とくに早期発見は重要なポイントです。

がんは発見が早ければ早いほど打つ手が多くなる、すなわち選べる治療法がぐんと増えます。

がんはできる場所、タイプや性質、種類などが、患者さん一人ひとりによってすべて異なります。さらに発生の原因は、各人のさまざまな部位で生じた遺伝子の突然変

異なので、似たようながんはあっても、まったく同じがんはひとつもありません。

さらに突然変異で生じるがんは、増殖を繰り返すうちにどんどん性質を変えていきます。したがって、同じ部位のがん、同じタイプのがんであっても、人それぞれに症状などが変わってくるのです。

そんながんに対抗するには、やはりその人ごとにあった治療法、オーダーメードの治療法が必要であると私は考えます。同じがんがひとつとしてないように、同じ治療法もひとつとしてないのです。であれば、選べる治療法が多いほど、がぜん有利になるのです。自分好みの治療法、都合にあう治療法、症状にマッチした治療法、話題の治療法など、「これがダメなら次はあれ」「あれがダメなら次はそれ」と、時間があればいろんな治療法を試すことができます。

基本的にがんは、進行すればするほど治療法が限られていきます。例として進行がんで全身に転移が起こると、ひとつひとつのがんを取るのがむずかしくなって手術という治療法が選べなくなるといったことがあげられます。

がん細胞は段階を追って変異していきます。できるだけ早いうち、悪性度が低い状

がんの部位別10年相対生存率（2004〜2007年診断症例）

部位＼ステージ	Ⅰ	Ⅱ	Ⅲ	Ⅳ	全体
胃がん	90.8%	58.6%	37.0%	5.9%	70.5%
乳がん	98.0%	88.4%	63.8%	19.2%	86.8%
大腸がん（結腸＋直腸）	94.4%	83.3%	73.4%	13.3%	68.7%
肺がん（非小細胞）	67.1%	31.3%	12.3%	2.2%	32.4%

全がん協調べ／（公）がん研究振興財団『がん統計2021』より

態で治療を行うことが、生存率のアップに大きく貢献するのです。

例えば、胃がんの場合。公益財団法人がん研究振興財団の資料によると、ステージⅠといわれるがん細胞が筋肉の層でとどまっている状態で治療を行えば、10年相対生存率は90・8％に昇ります。かなりの高い確率で命を長らえることができるのです。ところが、がんの転移がすでに見られるステージⅣになってしまうと、10年相対生存率は5・9％と急激に下がります。その差はなんと15倍にも及びます。

なお、がんのステージは、大きさや深

さ、リンパ節転移や離れた臓器への転移の有無などによって決定されます。

▼がんのステージ0～Ⅳ（目安）

ステージ0…上皮内がんといい、ほんの初期段階。がん保険によっては、がんと認定されず、保険金がでないことも。ほぼ100％治る
ステージⅠ…がん細胞が小さく、筋肉の層でとどまっている。リンパ節に転移してない、もしくは軽度の状態
ステージⅡ…がんはやや大きめ。筋肉の層を超え、周囲にやや広がっているが、リンパ節に転移してない、もしくは軽度の状態
ステージⅢ…がんが大きくなり、周りの組織やリンパ節に広がっている
ステージⅣ…がん細胞が離れた遠くの臓器に転移している

がんのステージと進行度（目安）

初期がん

ステージ0

がん細胞が、粘膜の表層にとどまっている状態。治せる可能性が高いため、可能な限り早急に治療を受けたほうがよい。

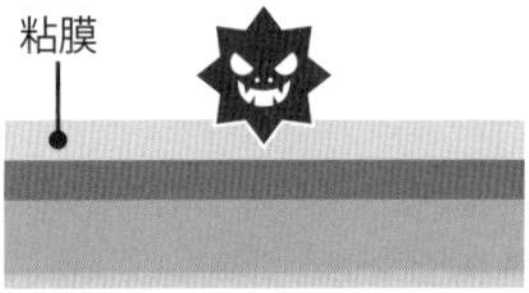

ステージⅠ

がん細胞が、筋肉の層でとどまっている。程度によってⅠA～ⅠC。治せる可能性が高いため、できるだけ早めに治療を受けたほうがよい。

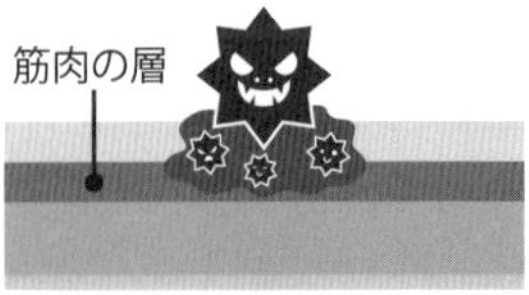

ステージⅡ

がん細胞が筋肉の層を超え、周囲に広がっている。程度によってⅡA～ⅡCになる。
治癒の可能性は低くないので、なるべく早く治療を受けたほうがよい。

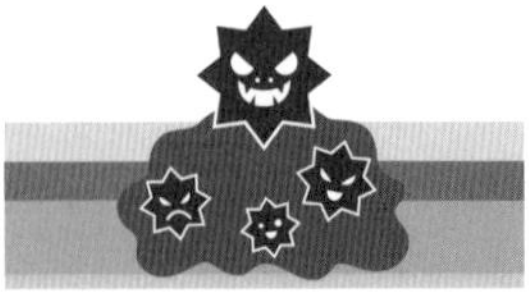

進行がん

ステージⅢ

がん細胞が、リンパ節にまで転移している。リンパ節転移の個数や腫瘍の広がりによって、ⅢA～ⅢCになる。

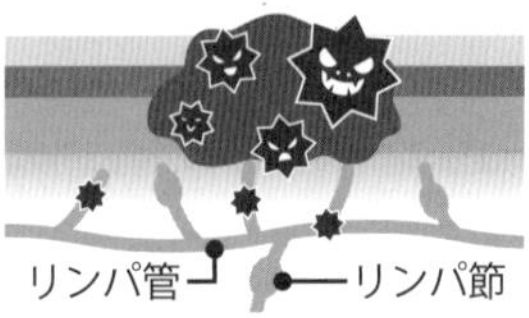

ステージⅣ

がん細胞が最初にできたところ（原発部位）を越え、離れた臓器などへ転移している。転移の程度で、ⅣA～ⅣCになる。

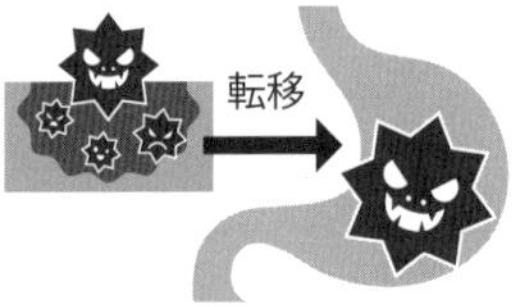

ステージ0～Ⅰのがんは「初期がん」といわれ、自覚症状がほぼないことが特徴で、高い確率で治癒が可能とされています。ステージⅡ～Ⅳからはおおむね「進行がん」になります。自覚症状があって病院へ行き、発見されるがんのほとんどがこれ。ステージが進むにつれて治療法が限られるうえ、ほかの臓器への転移なども生じるため、治すのがむずかしくなります。

がんが進行すると、治療のタイミングを逃してしまうことも

米国のコンピュータ会社アップルの創業者であるスティーブ・ジョブス氏は、すい臓がんで2011年に56歳の若さで亡くなっています。

世界有数のお金持ちであった彼ですから、世界有数の名医が、世界有数の最先端技術で、世界有数の治療を行ったのでしょう(あくまで私の想像です)。

実のところ、彼のがんは初期の段階で見つかっていました。しかし、彼は手術をせず、代わりに絶食などを行っていたそうです。手術をしないこと、絶食などの民間療法に

頼ったのは決して悪いことではありませんが、彼はそれだけにこだわり、治療のタイミングを逃してしまった……。

スイスで先端治療を受けたとき、彼のがんはかなり悪化しており、肝臓にも転移していたそうです。結果、残念ながら治療の甲斐なく、彼はこの世を去りました。

彼は少々特殊なケースかもしれませんが、どんなに高額な最先端の治療を駆使しても、進行してしまったがんでは効果が現れにくいことがあるのは事実。また、時間に猶予があれば次の一手が打てますが、進行していると時間が足らなくなって、タイムアウトになりかねないのです。

がんが小さなうちなら治療法の選択肢は多く、治療のタイミングを逃すリスクも抑えられます。反対に、がんが進行して大きくなったり、転移したりすればするほど、治療法は限られていき、治療のタイミングなど、さまざまなことがむずかしくなっていきます。さらに、体への負担や経済的な負担、家族への負担までもが増えてしまうのです。

がんの再発や転移の場合も同様です。早期発見に努め、できるだけ初期の段階で治療に取り組む。それこそががんから身を守り、命を落とさない確率を最大限に高める方法だといえます。

"超早期発見"を叶えるCTC検査

日本では一部のクリニックで、先端医療としてがん関連遺伝子などを調べる方法として使われている「ＣＴＣ検査」。がん細胞の「とある特性」を利用し、使用中の抗がん剤や放射線治療が、有効な作用を発揮しているかなどを調べることができる血液検査法です。

したがって、がんになったことがある人やがんで闘病中の人、家族にがんの人がいる人などは知っている人もいるかもしれません。しかし、今までがんに無縁だった人は、ほとんどその名を聞いたことがないと思います。

通常のがん検診などで早期発見されるがんの大きさは、だいたい1㎝以上です。遺伝子のコピーミスによって生じた「がんの芽」が育ってがんになり、1㎝ほどの大きさになるには、およそ10～20年かかるといわれています。

ですから、60歳で1㎝ほどのがんが見つかった人は、40～50歳くらいからがんができ始めたと考えられます。

もし、そのがんを1㎝以下のさらに小さなときの「がんの芽～初期がんの間」に見つけることができるとしたら。がんと診断される10～20年前に発見することができるとしたら。

打つ手も時間もたっぷりありますよね。生活習慣を改善するもよし。超高濃度ビタミンC点滴を受けるもよし。自己免疫力を高めるさまざまな方法で、がん細胞をやっつけることが可能になります。これこそ、がんで寿命を縮めないための有力な対策法だと思いませんか？

ＣＴＣ検査は、がん検診などで行われる画像検査ではまず発見することができない、およそ５㎜以下の極小がんを見つけることができると考えられます。つまり、がんの芽が１㎝前後の初期がんになる前、早期発見のさらにうえにいく〝超早期発見〟が叶えられる検査法なのです。

いったいどんな検査法なのかについては後述しますが、まずはＣＴＣ検査のメリットを見ていきましょう。

▼ＣＴＣ検査のメリット

1　およそ５㎜以下の極小がんを超早期発見できる
2　１回の検査で複数のがん検査ができる
3　超早期発見であるため、１㎝前後の初期がんになるのを防ぐことが可能
4　血液をとるだけで検査法が簡単

一方、ＣＴＣ検査のデメリットとしては、費用が比較的高いこと、がん超早期発見のためのＣＴＣ検査を受けられる医療施設がまだそれほど多くないことなどがあげられます。ＣＴＣ検査の費用は１回で10数万円前後です。しかし、一般的ながんドッグも５万～10万円ぐらいかかることを考えれば、極端に高額な検査とはいえないでしょう。

また、ＣＴＣ検査を行う医療施設も年々増加しています。巻末２１５ページから、がん超早期発見のためのＣＴＣ検査を行う全国の医療施設を紹介していますので、参照になさってください。

既存のがん検診、人間ドックやがんドッグなどの検査について知る

がん検診を受けないと、進行がんになる確率がアップ

半世紀にわたって約1万人に及ぶがん患者さんを診てきましたが、その多くが進行がんであり、たいていがん検診を受けていないことに驚かされます。

ステージ0～Ⅰとされる初期がんの場合、ほぼ自覚症状がありません。ですから、「なんか変だな」と症状が気になって病院へ行くと、すでに進行がんになっていたというケースがほとんどです。「たまたまがん検診を受けたら、初期がんだった」といったことは、本当にごくまれなのです。

口を酸っぱくしていいますが、がんから身を守り寿命を縮めないためには、早期発見・早期治療が何よりも重要です。

がんは早く見つかれば見つかるほど、治る確率も高くなるのが基本。医療機器や治療法が進歩したこともあり、初期のがんであれば、胃や大腸、乳房や子宮、卵巣、前立腺などのがんは、ほぼ治るといわれています。

「大腸がん」「乳がん」「子宮頸がん」以外はがん検診の有益性が認められていない

がんには、見つけやすいものと、見つけにくいものがあります。ひと口に「がん」といっても、ひとまとめにできない病気であり、がん細胞の増殖や転移のスピードなども多種多様です。極端に早いものもあれば、非常にゆっくりとしたものもあります。

見つけやすいとされているのは、進行がゆっくりながん。初期がんの期間が長いタイプのがんで、「大腸がん」「乳がん（そうでないものも一部にある）」「子宮頸がん」があげられます。反対にみつけにくいのが、進行の早いがん。「すい臓がん」「卵巣がん」「進行の早い肺がん」、加えて「白血病」「悪性リンパ腫」です。

見つけやすいがんと見つけにくいがん

見つけやすいがん

- 大腸がん
- 多くの乳がん
- 子宮頸がん

国際的に検診が有効とされているがん。比較的進行がゆっくりで、早期がんの期間が長いタイプのがん

日本で検診が有益とされているがん

- 胃がん
- 肺がん
- 前立腺がん

国際的には認められていないが、日本では検診が有益とされるがん。前立腺がんの発見には腫瘍マーカー（PSA）が有効

見つけにくいがん

- 進行の早い肺がん
- すい臓がん
- 卵巣がん
- 見つけにくい場所にできたがん
- 見つけにくい形状のがん
- 白血病
- 悪性リンパ腫

進行が早いがん、できた場所や形状でも見つけにくくなる

なお、「大腸がん」「乳がん」「子宮頸がん」の3つは、国際的にもがん検診が有効であるとされていますが、それ以外のがんは、通常のがん検診での有益性は専門家の間で評価が分かれています。

それでもがん検診は受けたほうがよい

検診の有用性が欧米で認められているがんはたったの3つ。他の大半のがんは認められていません。また、一般的ながん検診（会社や自治体のがん検診）、人間ドックやがんドックでは、がんが1㎝以上の大きさになっていないと発見することが難しいとされています。それでも、がん検診をわざわざ受ける必要性はあるのでしょうか。

受けないよりも受けたほうが断然よいと私は考えます。私自身が検診で甲状腺がん、肺がん、胃がん、胆のうがん、すい臓がん、腎臓がん、膀胱がん、前立腺がんなどを発見し、患者さんに感謝されてきたからです。

よくないのは何もせずに放っておくこと。1㎝以上のがん、さらに大きくなってしまったがんでも発見される可能性はあります。発見することが命を長らえるチャンスになるかもしれません。それをみすみす放棄する手はありえないと思います。
また、がん検診の受診や、検診に関する知識を増やすことで、がんに対する知識や意識も自ずと高まります。それが、がんから命を守ることにつながる見込みは決して低くないのです。

がんのリスクは、40代から高まるといわれています。この年代になったら、がん検診を定期的に受けることを検討しましょう。ただし、女性の乳がんは30代、子宮頸がん・卵巣がんは20代から増えるので留意してください。

会社や自治体が行うがん検診について

がん検診にはさまざまなものがあります。一般的ながん検診としてよく知られているのが、会社（健保組合）や市町村が行うもの。実施のお知らせハガキや、指定した病院で検診が受けられるクーポンなどを郵送で受け取ったことがある人も多いと思います。

こういったがん検診は、勤め先や加入の健保組合、住んでいる地域によって費用が異なり、無料もしくは有料の場合でも低料金です。また、対象になっているがんは、「胃がん」「肺がん」「大腸がん」「子宮頸がん」「乳がん」の5つに限られます。

▼自治体で行われるがん検診

胃がん検診………40歳以上を対象に毎年実施。胃をふくらませる発泡剤とバリウム（造影剤）を飲んで、胃部のエックス線撮影を行う。前日の夜9時以降は飲食禁止といった細かい指示がある。

肺がん検診………40歳以上を対象に毎年実施。胸部のエックス線撮影を行う。喫煙者でリスクが高いと医師が判断した人や過去に喫煙していた人は、起床時のたんを3日間、専用の容器に摂って提出する喀たん細胞診が加わる。

大腸がん検診……40歳以上を対象に毎年実施。便の中の見えない血液を調べる便潜血検査を行う。自宅で2日分の便を採り、検査容器に入れて提出する。

子宮頸がん検診…20歳以上を対象に2年に1回実施。子宮頸部（子宮の入口）の細胞を軽くこすりとって顕微鏡で調べる頸部細胞診検査を行う

乳がん検診………40歳以上を対象に2年に1回実施。視診と触診のほか、乳房を片方ずつ圧迫版に挟み、平たく引き伸ばした状態で撮影するマンモグラフィーによるエックス線検査を行う

会社や市町村で実施されるがん検診のメリットは、安価に検査が受けられることです。一方デメリットは、がんの早期発見には向いていない検査が含まれていること。とくに肺がん・胃がん・大腸がんの検査は、一般的な健康診断とほぼ同じ内容で、健康な人とそうでない人をふるいわけるための一次検査（スクリーニング）です。運よくがんが見つかったとしても、すでに広がっていたり、大きくなっている進行がんの状

態であるケースが多く見られます。

自費で受ける人間ドックやがんドック

がん検診を受けるには、人間ドックや、がんの発見に特化したがんドックに入るといった方法もあります。全額自己負担で半日コースが主流です。

一般的な人間ドッグの場合、検査によっては初期のがんを見つけにくいものもあります。せっかく時間やお金をかけて受診するのですから、内容を吟味し、がん発見により役立つ検査を選ぶようにしましょう。以下に紹介する検査を受けることで、がん発見の精度が高まります。ぜひ参考になさってください。

▼人間ドックやがんドックで受けるべき検診内容

胃がん検査の場合……バリウム検査（胃部エックス線撮影）は、初期のがんが見落とされることがあります。胃の内部にカメラを入れて観察する内視鏡検査を受ける。

大腸がん検査の場合…検診の有効性が高いとされる大腸がん。先端に小型カメラをつけた管を大腸に挿入して観察を行う内視鏡検査なら、初期がんも発見されやすい。

肺がん検査の場合……肺のエックス線撮影ではなく、360度の方向からエックス線を照射し、断面の撮影を行う肺部CT（コンピュータ断層）検査を受ける。

乳がん検査の場合……マンモグラフィーによるエックス線検査は患部が白く写る。閉経前の女性の場合、母乳をつくりだす乳腺も白く映ってわかりづらいため、あわせてエコー（超音波）検査を行うとよい。

人間ドックやがんドックは、会社や市町村で実施されるがん検診に比べて高額で時間がかかるのがデメリットでしょう。検査項目によりますが、およそ5万円前後がかかります。適切な検査を受ければ1㎝以上の初期がんを見つけることも可能ですが、これより小さながんの発見はなかなかむずかしいのが事実です。

なお、人間ドックならがん以外の部位の検査も詳細に行うので、思わぬ病気や不調の発見ができるというメリットはあります。

さまざまながんの検査法について

がんの有無を調べる検査法には、エックス線（レントゲン）検査やＣＴ検査以外にもさまざまなものがあります。検査機器の性能は年々アップしており、１㎝程度の初期がんを早期発見するのに適した検査も増えています。これらを組み合わせれば、がん早期発見のチャンスがより多くなります。

▼PET－CT検査

ＰＥＴ（陽子線放射断層撮影）は、「全身の広い範囲を一度で調べられる」、「小さながんが一気に見つかる」ということで、以前話題になった画像診断検査法のひとつです。がん細胞にはブドウ糖を大量に消費する性質があります。このため、ブドウ糖と放射性物質が入った薬剤を注射したのちに全身を撮影すると、がん細胞だけに目印がつきます。その画像を見て、がんの有無や状態などを診断します。

胃、ぼうこう、腎臓など、臓器によって診断がしにくい部位がありましたが、現在はCTと組み合わせたPET－CT検査で、マイナス面をカバー。より正確にがんの位置や大きさなどがわかるようになりました。

1回のPET－CT検査費用は10万円くらいで、短時間で痛みもなく全身を調べられるのが利点です。たまたま肺やすい臓など、意外ながんが早期に見つかることがあります。

▼エコー（超音波）検査

妊娠したときに子宮内の胎児の様子を観察するのに使うことでよく知られているエコー検査。乳がん検査でマンモグラフィーと併用することで検査の精度が高まると紹介しましたが、他の臓器のがんを調べるのにも有用です。甲状腺がん、肝臓がん、胆のうがん、すい臓がん、ぼうこうがん、前立腺がん、女性の場合は乳房や子宮、卵巣なども調べられます。体へあてるだけで負担はほぼゼロです。

近年、機械の性能がますますアップ。がん発見の精度も高まってきました。検査の時間も短く、手軽に行える検査として評価できるでしょう。

▼ＭＲＩ（磁気共鳴画像）検査

人体の水分の分布を強い磁場に置くことで画像化する検査法です。あらゆる角度からの断面撮影ができるのが特長。ＣＴとは異なってエックス線ではなく、強い磁気と電磁波を用います。画像のコントラストが強く細部が見やすいので、脳の検査でよく用いられます。部位によってはＣＴと併用したり、ＰＥＴと組み合わせたＰＥＴ－ＣＴ検査を行うこともあります。

検査にはＣＴよりも時間がかかります。稼働音が大きく鳴り響く、狭くて暗い機械の中に長時間いなければならないため、閉所が苦手な人には不向きな検査といわれています。

▼腫瘍マーカー

がんがつくりだした物質の量を調べる血液検査です。がんがあると物質の量も自ずと増えるため、腫瘍マーカー量によってがんの可能性が判定できます。また、手術後に血中量の推移を見て、再発を調べる検査としても活用されています。

難点は、同じ腫瘍マーカーが、単独ではなく複数の臓器でつくられていること。とある腫瘍マーカーの数値が高くても、いったいどの臓器から出ているか確定できず、どこの臓器にがんがあるのかわからないことがあるのです。

また、腫瘍マーカーは、体質的にもとから高い人がいるほか、喫煙や炎症などで高くなったり、がん以外の疾患でも高くなるケースがあります。初めて受ける検査では比較対照となる数値がないため、「腫瘍マーカーが高かった＝がん」とは必ずしもいいきれないのです。

ただし、ＰＳＡ（前立腺がんの腫瘍マーカー）はとても感度が高く、初期でがんを発見する可能性に優れた検査法です。簡単に受けることができ、費用も３０００円程度と安価。男性には50歳を過ぎたら、年に1度のPSAの腫瘍マーカー検査を強くおすすめします。

《代表的な腫瘍マーカー》

CEA……大腸がん、胃がん、すい臓がん、肺がん、乳がんなどで上がりやすい
CA15-3……乳がんで上がりやすい
CA19-9……すい臓がん、胆のう・胆管がん、胃がん、大腸がんで上がりやすい
CA125……卵巣がん、子宮体がんなどのマーカー
AFP……肝臓がんの腫瘍マーカー
PIVKAⅡ…肝臓がんの腫瘍マーカー
PSA……前立腺がんの腫瘍マーカー。検診で発見できる可能性が高い
SCC……皮膚がん、食道がん、子宮頸がんなどで上がりやすい
sIL-2R……悪性リンパ腫のマーカー
1CTP……骨転移のマーカー

遺伝子検査は将来に期待すべき検査

ハリウッド女優のアンジェリーナ・ジョリーさんが、遺伝子検査の結果を受け、がん予防のために乳房さらには卵巣を切除した、というニュース覚えていますか。予防で切除するという大胆な行動に驚くと同時に、遺伝子検査へ興味を持った方も多いのではないでしょうか。

検査キットを購入して唾液を採取して送るだけ、といった気軽にトライできる方法も増え、遺伝子検査は意外と身近な存在になってきました。

遺伝子の配列は完全に解析されたものの、「この遺伝子があるからこの病気になる」といった病気と遺伝子の関係は、まだあまり解明されていません。また現在のところ、複数の会社で検査を受けると、同じ人でも異なる検査結果が出るといった、正確性での問題も抱えています。現段階での遺伝子検査は、参考程度の情報が得られるものと考えておくのが無難です。

今後はさらに研究が進んでこれらの問題がクリアされるのは間違いないでしょう。近い将来、遺伝子検査は、がん予防のための貴重な情報源になっていくと思います。

おとなしいがんの検診は過剰？

多くのがんは、「命にかかわる活発ながん」ですが、中には「命に別状を及ぼさないおとなしいがん」もあります。

80歳以上の男性5～6割が持っている潜在性の「前立腺がん」や、たまたま死後解剖で1割の人に見つかった潜在性「甲状腺がん」は、ほとんどが命に別状を及ぼさないおとなしいがんに属し、命にかかわるケースはごくまれといわれています。

とはいえ、初期の段階ではおとなしいがんなのか、活発ながんなのか区別できません。念のために手術をする場合もあります。どんな手術にも多少のリスクがあり、前立腺がんの場合は、ロボット手術を受けたとしても、術後に尿失禁や性機能障害を起こす可能性があります。

こうした状況を踏まえ、おとなしいがんに対して「過剰検診」であると警鐘を鳴らす医療関係者もいます。しかしこの場合に過剰なのは、検診ではなく、その後の早急な手術なのでは？　と思います。早期発見がもっとも有効ながんの対策であることはゆらぎません。

最新の検査法「ＣＴＣ検査」で超早期にがんを見つける！

手ごわいがんからの逃げ道を増やす方法

遺伝子のコピーミスで生じたがん細胞、いわばがんの芽は、何十回もの増殖を繰り返し、10～20年の長い年月をかけておよそ1㎝大のがん腫瘍に育ちます。ごくごく小さながん細胞であれば、さほど怖くはないでしょう。自らが生まれ持った免疫力で、やっつけることもできるほどです。

しかし、がんは進行とともに徐々に手ごわくなっていきます。増殖し成長のスピードがアップ、ぐんぐん大きくなります。筋肉層を超えてやがてはリンパ節へ。浸潤といって周囲の組織を破壊しながら浸み込むように広がり、さらには他の臓器へも襲いかかって転移を起こします。このような状態になったがんは、強さも悪さもかなりのもの。治療にも何かと手こずりがちになります。

▼がんの手ごわさ

・細胞分裂が速いので、正常細胞より成長スピードが速い
・臓器に侵食・浸透していき、転移を活性化する
・本来自己細胞なので、免疫細胞を惑わせ免疫による攻撃を回避する
・不死化するように染色体が変化する
・血管を新生して栄養を奪い、人を栄養失調にする
・毒を分泌して体を衰弱させる
・体内に炎症があるとそれを利用して増殖する
・生き残りや生長のための経路が豊富である

がんは進行するほどやっかいです。まるで知恵をつけたかのようにあの手この手で生き延びようとします。そんながんから身を守るには、こちらも知恵を蓄えて「逃げ道」をたくさん用意しておくことが必要です。がんの一歩先を行き、がんを出し抜く。がんの早期発見に努めることは、まさに逃げ道を増やすことにほかなりません。

ＣＴＣ検査は話題の検査法「リキッドバイオプシー」のひとつ

　がんからの逃げ道を増やす手段として、今、私がいちばん注目しているのがＣＴＣ検査です。この検査法は、既存の検診よりもはるかに早く、〝超〟がつくほど早期にがんの発見ができます。しかも、検査方法は血液を採取するだけ。つまり、体への負担や検査時間などがほとんどかからないのです。

　こういった血液による検査法は「リキッドバイオプシー」といわれ、最先端の検査法・次世代の検査法として世界的な注目を浴びています。なお、リキッドは血液、尿や唾液などの体液、バイオプシーはがん細胞の有無の生体検査のことですが、主に血液によるがん検査のことを指します。

　従来の生体検査では、針を突き刺したり、メスを入れるなどして、がん細胞そのものを採取していました。苦痛を伴うことや出血や感染のリスクがあり、時間もかかります。にもかかわらず、採取できるがん細胞はほんのわずか。採取していない部分に関しては不明なままであり、局地的な情報しか得られません。うまくがん細胞が取れなくて再検査することもよくあります。

一方、リキッドバイオプシーなら、血液を採取するだけで済みます。循環している血液からはがんを含む全身のさまざまな組織や細胞の情報を入手できるので、全身の状態を俯瞰的に調べられます。しかもそれらは体内のリアルタイムのデータなのです。

なお、リキッドバイオプシーで対象となるのは、バイオマーカーと呼ばれるがんの存在を示すごく少量の血中物質です。代表的なものとして以下があげられます。

▼バイオマーカーの種類

CTC……………循環腫瘍細胞（詳しくは66ページ〜）
循環遊離DNA……血中に遊離しているDNA
循環腫瘍DNA……循環腫瘍細胞から漏れ出るDNA
循環遊離RNA……血中に遊離されるRNA
マイクロRNA……循環腫瘍細胞から漏れ出るRNA
細胞外小胞…………マイクロRNAを運ぶエクソゾーム

リキッドバイオプシーで採取した血液からこれらバイオマーカーを抽出。その数を計測したり、分析・解析することで、がんの有無や進行の状態、転移の状況などを診断します。CTC検査を筆頭にリキッドバイオプシーの研究は急速に進んでいます。近い将来、がんはもちろん、さまざまな疾患の診断、健康維持などにも積極的に活用されていくと思います。

信頼性・実用度が高いCTC検査

超早期発見をうたう検査法には、CTC検査のほかにも多様なものがあります。一見、どれも同じように思えるかもしれませんが、検査実績が少なかったり、精度がまだまだ低かったり、安定した結果が得られにくいといった、いまいち信頼性や実用性に欠けるものも少なくないのが実情です。

日本においては抗がん剤や放射線治療の効き目や、がん再発の有無を調べる検査法として、CTC検査はすでに実績があります。私自身、日本に登場して以来すでに10

年の臨床経験があり、極めて有用な優れものであるという確信があります。検査を行う医療施設も年々増えてきており、超早期にがんを発見する精度も年々に高まっています。これらを踏まえてＣＴＣ検査は、現時点でもっとも実用的であり、もっとも信頼できるがんの超早期発見法だと私は考えています。

既存のがん検査法とＣＴＣ検査の比較

会社や自治体が行うがん検診・人間ドックやがんドックの検査と、ＣＴＣ検査で調べられるがんの大きさを比べてみましょう。

会社や自治体が行うがん検診では、肺がんの発見のために胸部エックス線（レントゲン）検査が通常行われます。この検査で見つけられるのは心臓や肋骨、気管支との重なりなどで一概にいえないのですが、おおむね２㎝以上のがんといわれています。それよりも小さいがんの発見はかなりむずかしいです。

人間ドックやがんドックなどで行われるのはＣＴ検査。こちらの検査であれば、胸

実物大での比較（目安）

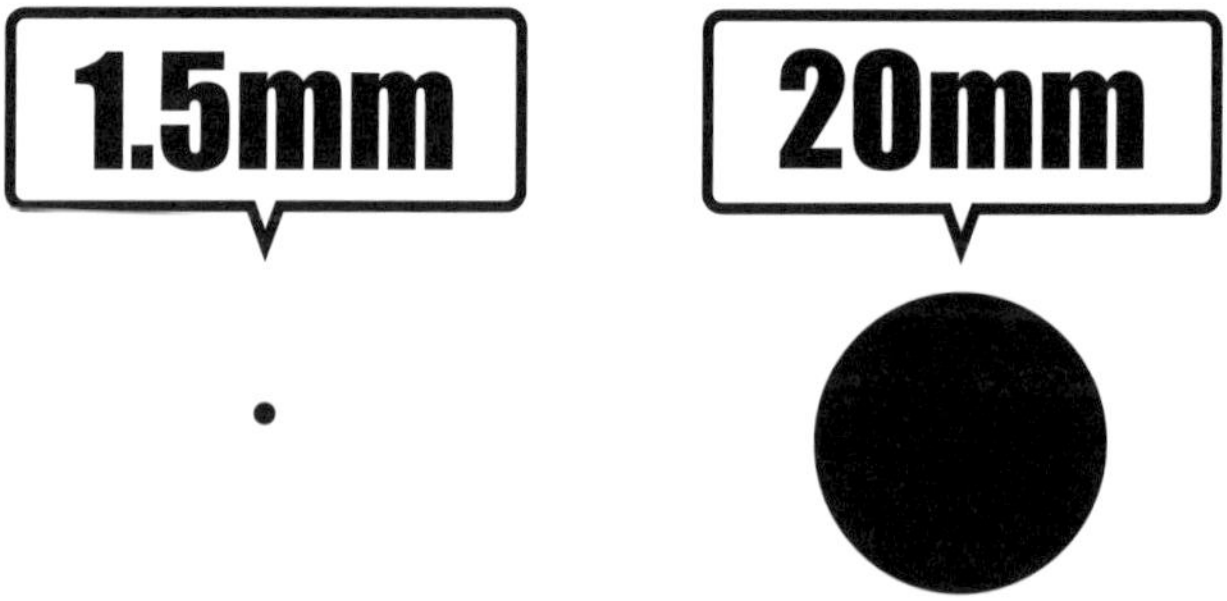

CTC 検査で発見可能ながんの大きさ

X 線検査で発見可能ながんの大きさ

部エックス線検査よりも、小さな１㎝前後の初期がんも見つけられます。

また、極小のがんが発見できると一時大きな話題になったＰＥＴ‐ＣＴ検査では、５㎜〜１㎝くらいの小さながんの発見が可能だといわれています。

そしてＣＴＣ検査で見つけることができるのは、わずか１〜２㎜のがん。腫瘍というよりも、もはや細胞といってよいほどのごくごく小さながんも、ＣＴＣ検査ならとらえることができます。

がんの大きさは、ほぼ時間経過と比例しています。つまり、大きながんは発生からの時間が経っていることを示します。

CTC検査と既存の検査のがん発見領域

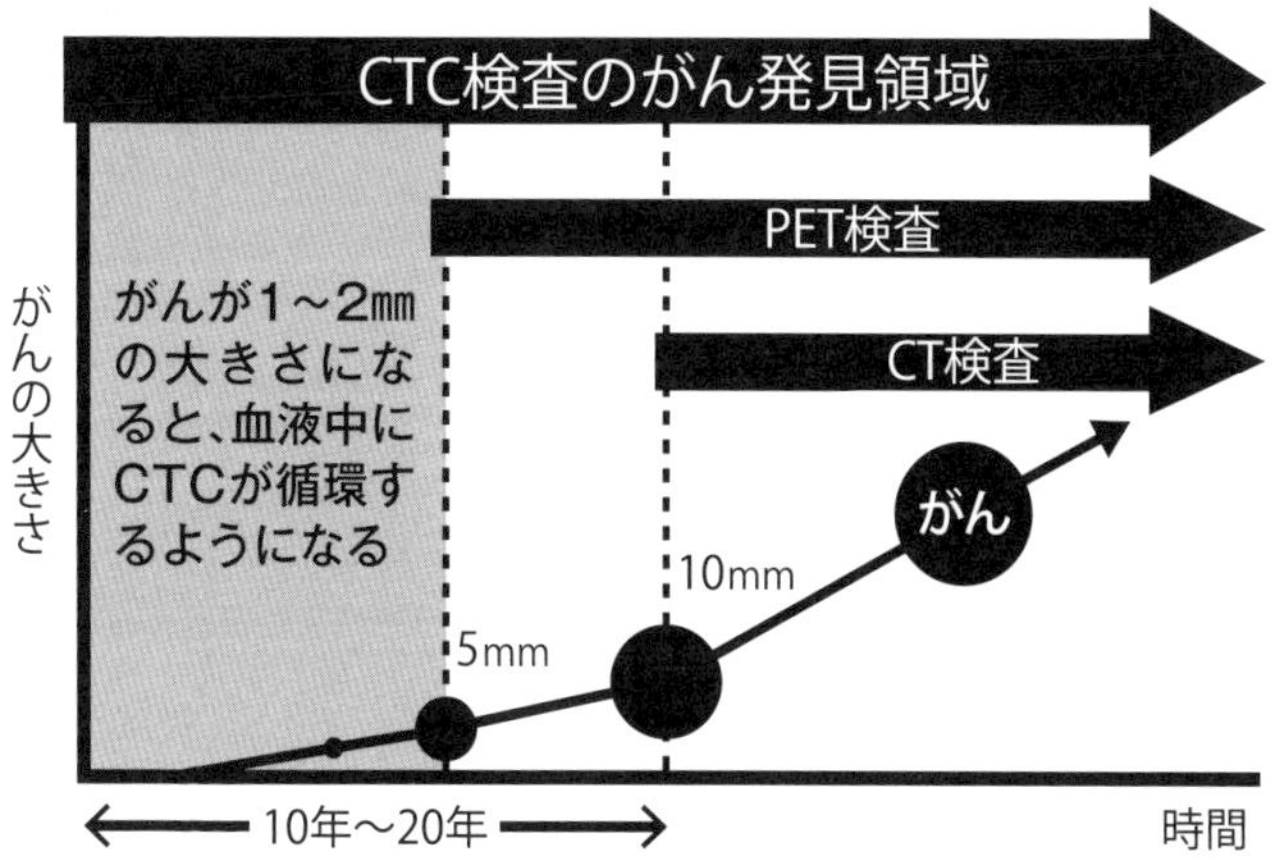

ですから、ゴマ粒ほどの大きさのがんの発見が可能なＣＴＣ検査は、大幅に早い段階、がん腫瘍の前段階ともいえるべき状態で、がんをとらえます。

今から10～20年後。既存の検査法で発見できるほど大きくなってから、がん検診や人間ドック、がんドックでがんが見つかってあわてるかもしれない、そんなリスクをＣＴＣ検査は解消してくれるのです。

異色のがん細胞「ＣＴＣ」

ＣＴＣ検査の「ＣＴＣ」とはいったい何なのでしょうか。

ＣＴＣは、「Ｃｉｒｃｕｌａｔｉｎｇ Ｔｕｍｏｒ Ｃｅｌｌ」の略であり、日本では「循環腫瘍細胞」、または「血中循環がん細胞」などといわれています。その名のとおりに血液中をあちこちとめぐる性質を持つがん細胞です。

がん細胞は１～２㎜ほどの大きさになると、さらに成長しようと栄養や酸素を欲します。「新生血管」という新たな毛細血管をつくってめぐらし、栄養や酸素を周囲から得るようになります。そして、がん細胞と周囲が新生血管でつながると、ＣＴＣはがん細胞から離れて、血流に入って体内を循環し始めるのです。

がん細胞同士から「離れる」ことに注目！

ＣＴＣの特異点は、この「離れる（医学用語では「転移能」）」というところです。

初期のがん細胞は、体の内面を覆う役割を担う組織である上皮（多くは粘膜）の表面にとどまっています。この段階ではがん細胞同士がくっつきあい、ひとつのかたまりのようになっています。ところがＣＴＣは、くっついたがん細胞同士から離れて血管

血管を浸潤し血流へ入るCTC

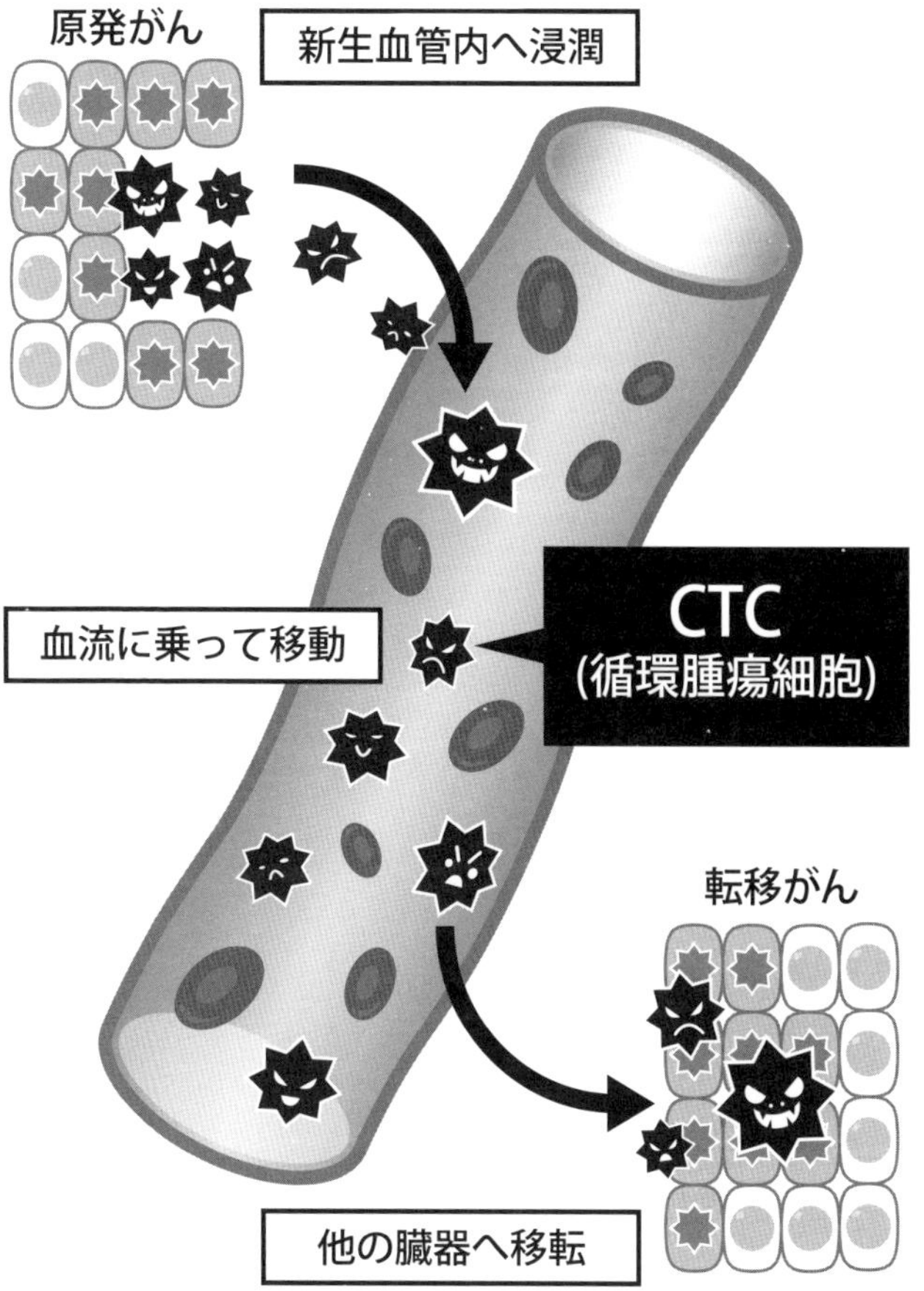

へ浸潤し、血流へと入っていくようになるのです。

こうしたCTCの動きを「上皮間葉転換（EMT）」といいます。離れることができない上皮細胞の状態から、細胞同士をくっつける機能を失うことで、異なった機能を持つ細胞に分化するといった「動く能力」を持つ、間葉系細胞（上皮と神経細胞以外のほとんどの細胞）に似た状態へ転じます。この結果、CTCは血管への浸潤ができるようになります。なお、がん細胞が血管だけでなく、上皮を超えて筋肉やさらにその奥へ浸潤して広がっていくのにも、上皮間葉転換を行うCTCの性質が深く関わっていると考えられています。

悪性度の高いがん幹細胞の性質も持つCTC

CTCの多くは「がん幹細胞（CSC：Cancer Stem Cellの略）」の性質を持っています。検査でCSCという場合は、最新検査で極限までCSCに近いという意味です。

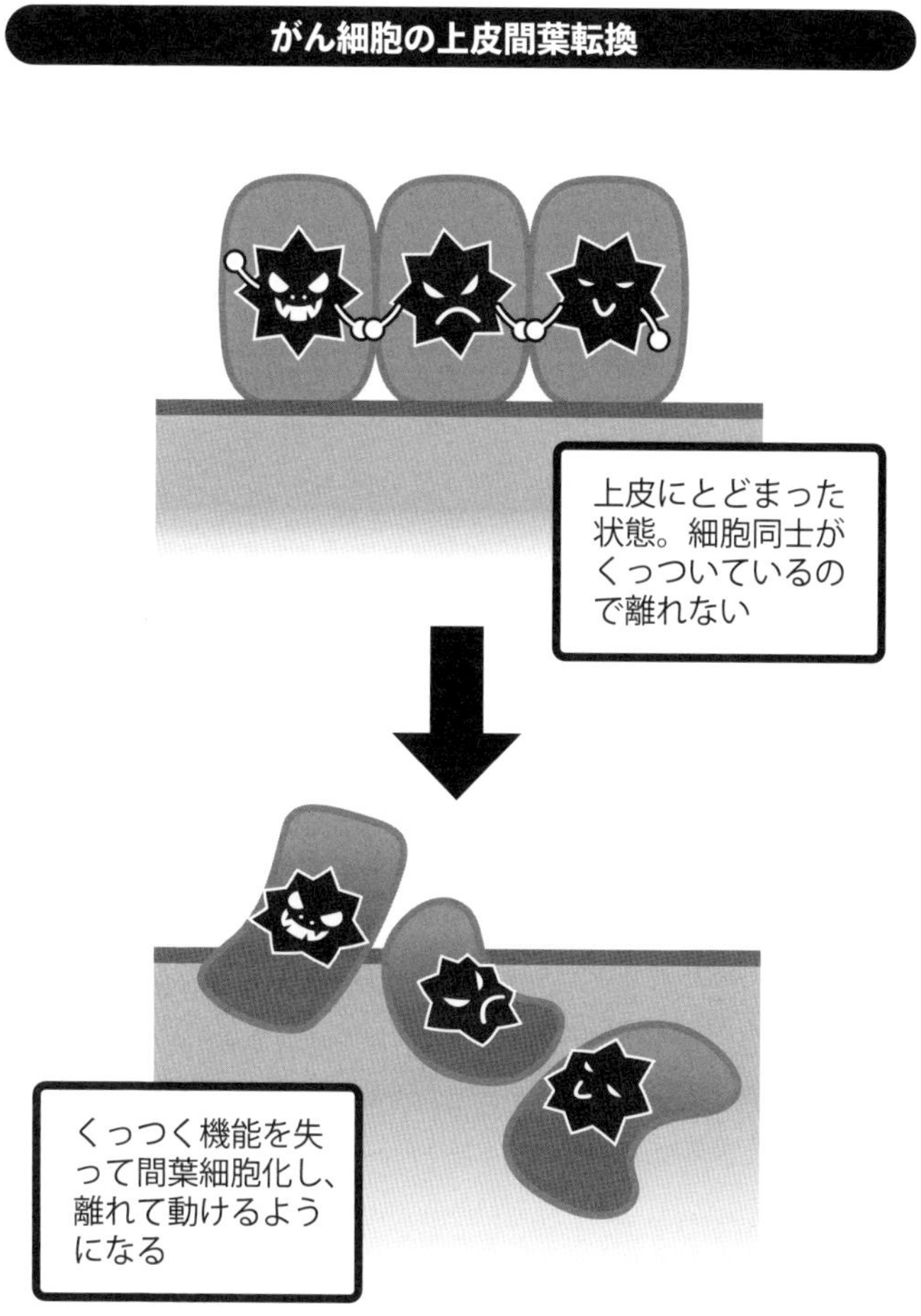
がん細胞の上皮間葉転換
上皮にとどまった状態。細胞同士がくっついているので離れない
くっつく機能を失って間葉細胞化し、離れて動けるようになる

そもそも幹細胞とはいったい何なのでしょう。簡単に説明すると、「自分そのもののコピー」と「どんな細胞にもなれる可能性を持つ細胞」の2つに分裂し、それを制御しながら繰り返す、親玉のような細胞のことです。幹細胞は万能細胞ともいわれ、臓器や血管、骨といった体のさまざまな部位をつくる細胞を生み出します。

ちょっと極端な例え方ですが、指から耳が生えたり、目から足が生えたりしないのは幹細胞のおかげ。その部位に適合した細胞が生まれるよう幹細胞が制御しているから。たった一つの細胞が分裂を経てひとりの人間になるのは、幹細胞があってこそといえます。ちなみに山中伸弥氏がノーベル賞を受賞したことで知られる・iPS細胞も、幹細胞の一種です。

がん幹細胞は、幹細胞でないがん細胞よりも、増殖や転移、広がりの力が強いという親玉ならではのやっかいな性質があります。そして、CTCの多くはがん幹細胞の悪性度の高さを有しているのです。

浸潤が進んでステージがあがった進行がん、転移したがんの治療が困難になるのには、こうしたCTCの悪性度の高さが多少なりとも影響していると考えられています。

今あるがんの現状を知ることができるCTC検査

「血液によるがん検査」であることから、マイクロRNA検査などの他のリキッドバイオプシーと同列に語られるCTC検査。しかし、前者と後者には大きく異なる点があります。それは、CTC検査では遺伝子やがんの放出物質ではなく、がん細胞そのものを調べられるというところです。

遺伝子や放出物質は、あくまでがん細胞の「関係者」であり、がん細胞そのものではありません。検査で得られるのは、遺伝子や放出物質を介した情報です。そのため、今あるがんの現状を知るには、情報からの推測が必要なことも起こりえます。

対してCTCは、離れていてもがん細胞そのもの。ずばり、がん「本人」です。

世の中にはどんなに仲がよい親や兄弟、子どもであっても、本人でなければわからないことがたくさんあります。がん細胞もそれと同じ。がんのことはがんに聞くのがいちばんよい方法なのではないでしょうか。

しかも過去にあったがんではなく、CTCやCSCは現存するがんの細胞。つまり、直接的な生の情報を持っています。つまりＣＴＣ検査では、今あるがんの正確な現状をダイレクトに入手することができるのです。がんの転移・再発の予知などにおいても、この検査で得られる情報は、他では得がたい実用度を発揮するのです。

ＣＴＣの歴史と検査の現状

最新のがん検査法のひとつであるＣＴＣ検査ですが、ＣＴＣの存在が確認されたのは古く、19世紀後期にまでさかのぼります。世の人にはじめてＣＴＣのことが　知られたのは、１８６９年。オーストラリアのアシュワース氏らが「がんと同様の細胞が血液中に存在する」ことを証明しました（＊１）。しかし、その後に注目されることは長らくありませんでした。というのも、血液中のＣＴＣ量はごく微量。目的のＣＴＣを的確に血液から分離・回収する技術がまだなく、活用の途が見出されなかったためとされています。

再びＣＴＣが脚光を浴びたのは１９９８年。米国で「原発ガンの確認ができない早期において、ＣＴＣの検出が有効である」と発表されました（＊２）。技術革新が進み、分離や回収がようやく実用レベルで可能になってきたのです。

さらに研究や技術が発展した結果、２００４年には「がんの予後、再発や転移の予知にＣＴＣが有用」との報告（＊３）がイギリスであり、ＣＴＣ検査は世界からがぜん注目されるトピックになりました。

現在、ＣＴＣの分離・回収の技術は飛躍的に発展しています。解析の研究も進み、ＣＴＣ検査の精度はより高まっています（＊４）。ただし、がん検診の精度が１００％でないように、ＣＴＣの精度も１００％を保証するものではないので、医師とよく相談してください。

各国において多様な検査システムが開発されており、中には転移性の乳がんや前立腺がん、大腸がんの治療効果の判定や予後の予測で腫瘍マーカーより鋭く、ＦＤＡ（アメリカ食品医薬品局）の承認を受けているものもあるほど。ＣＴＣ検査に対してグローバルな評価が定着してきています。次ページのグラフは転移している乳がん患者さんの平均生存曲線で、血液１㎖あたりのＣＴＣの個数が5以下の患者さんの方がより長生きしています。超早期がん診断にも応用が始まりました（＊5）。

（＊1）Ashworth TR . Med J Australia 14:146.1869
（＊2）Racila E et al. Proc Natl Acad Sci USA 95:4589.1998
（＊3）Cristofanilli M et al. N Eng J Med 351:781.2004
（＊4）Batth IS et al. Transl Res 212:14.2019
（＊5）Schiffman JD et al. Am Soc Clin Oncol-EducBook P57.2015

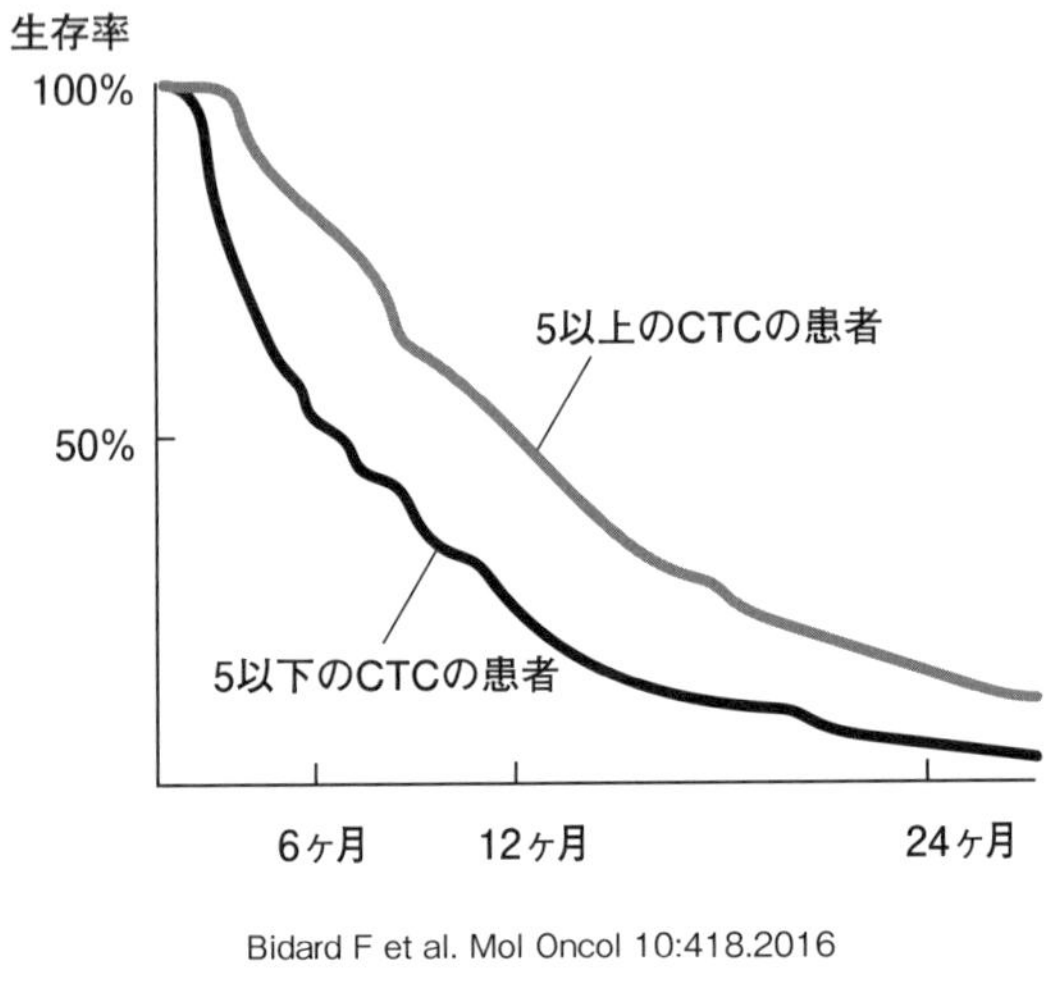

Bidard F et al. Mol Oncol 10:418.2016

超早期にがんを見つける CTC検査を受診するには

CTC検査の内容と費用

実際にCTC検査はどのように行われるのでしょうか。私が院長を務める健康増進クリニックのケースを交えて紹介していきましょう。

当クリニックのCTC検査は、ギリシャのRGCC社の検査システムを利用しています。ちなみにRGCCは「リサーチジェネティックキャンサーセンター」の略。直訳すると「遺伝子解析がんセンター」といったところでしょうか。

RGCC社を率いるのは、Dr・イオニアス・パパソティリオ氏です。1997年にギリシャのテッサロニキ・アリストテレス大学医学部を卒業。英国で分子医学と分子腫瘍学を修め、チューリッヒ大学で遺伝子学博士号を習得したのち、2004年にRGCC社を設立しました。

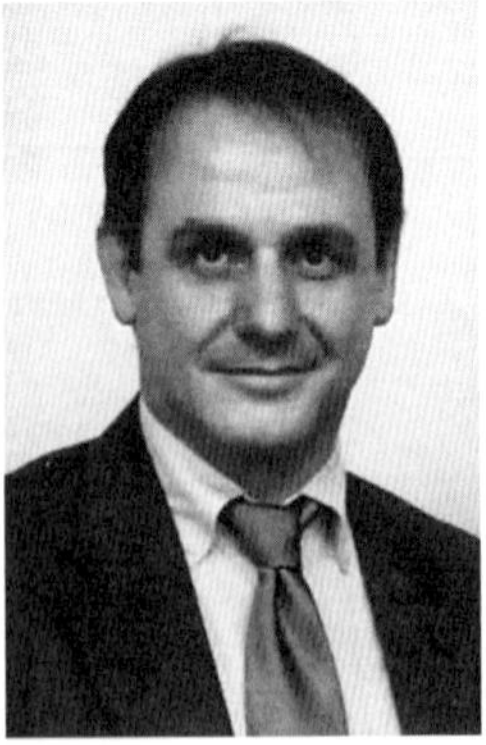

日本においても2010年代初頭からCTC検査の普及に熱心に取り組んできたDr.イオニアス・パパソティリオ氏(M.D.,Ph.D.)。通称パパ先生と呼ばれ、温厚な人柄で日本の多くの医学関係者から慕われている

お気づきになった方もいるかと思いますが、２００４年といえばイギリスでＣＴＣ検査の有用性が報告された年です。

パパソティリオ氏が率いるＲＧＣＣ社はＣＴＣ検査においてまさにパイオニアであり、それらの研究を世界的にリードする企業。世界各国から、広くＣＴＣ検査を受託しています。私は数年前ギリシャの本社を訪問し、最先端の機器の数々に驚きました。

ＲＧＣＣ社のＣＴＣ検査には３つのコースがあり、健康増進クリニックではそれらすべてのコースを受けることができます。ここでは、がんの超早期発見と、再発・転移の発見に役立つ2つのコースについて見ていきましょう。

▼CTC検査のコース〈健康増進クリニックの場合〉

オンコカウントでの検査項目……CTCの有無と数（血液中の濃度）
オンコトレースでの検査項目……CTCの有無と数（血液中の濃度）
CSC（循環腫瘍幹細胞）の把握

【検査内容・オンコカウント】

オンコとはがんのこと。「オンコカウント」は、がんの超早期発見に適したコースで、その名前のとおりにシンプルにCTCの有無と、その数を調べる検査です。

PET・CT検査では少なくとも5㎜以上、CTやMRI検査では1㎝以上にがんが育っていないと、残念ながら発見することはできないとされています。しかし、オンコカウントならば、わずか1～2㎜であっても全身のがんの有無が高精度で調べられます。

ＣＴＣ検査の流れ（健康増進クリニックの場合）

1
検査を申し込む
※不明なことがあれば医師との相談も可能

↓

2
クリニックで血液を採取。ギリシャのラボに送る

↓

3
ラボにて血液を検査。結果のレポートを日本へ

↓

4
クリニックにて結果の報告・説明を受ける

また、ＣＴＣが血液中に存在した場合は、その数をカウントすることで、がんの進行度などもわかります。

【検査内容・オンコトレース】

「オンコトレース」は、オンコカウントよりも、グレードアップしたＣＴＣ検査です。がんの治療を終えた後で再発や転移が不安な方、あるいは現在行っているがん治療の有効性などを知りたい方に適したコースです。

ＣＴＣの有無と、その数をカウント。さらにＣＳＣ（循環幹細胞）の目印となる発現マーカー８種類と、原発となったがんの発現マーカー2種類についてもその数値を調べ、原発がんの推定やフォローアップ、さらに治療効果の判定などが可能になります。

【検査費用】

これらのコースの検査は自費診療であり、保険は適用外となります。クリニックによって違いますが、オンコカウントのCTC検査料金は、10万円前後、オンコトレースのCTC検査料金は20万円程度となっています。

少々高いと感じるかもしれませんが、早期発見のためにPET検査を受診すれば、その費用は10万円前後となります。また、部位ごとに詳しく調べるがんドックなどでも10万円以上かかる施設は多くあります。

CTC検査ならば、精度の高いがんの超早期発見が可能となるのですから、その価値は十分あると思います。

血液を採取するだけで検査終了

オンコカウントとオンコトレース、どちらのＣＴＣ検査も、検査自体はとても簡単です。オンコカウントもオンコトレースも20㎖ほどの血液を採取するだけ。それで終わりです。

５分くらいで終わってしまうので、ちょっと物足りなく思うかもかもしれません。前夜から飲食をひかえるといった検診前にありがちな禁忌事項もなし。服を脱ぐなどの手間も一切なしです。

例えば、全身のがんが一度に発見（できない部位もある）でき、体の負担も軽いといわれるＰＥＴ－ＣＴ検

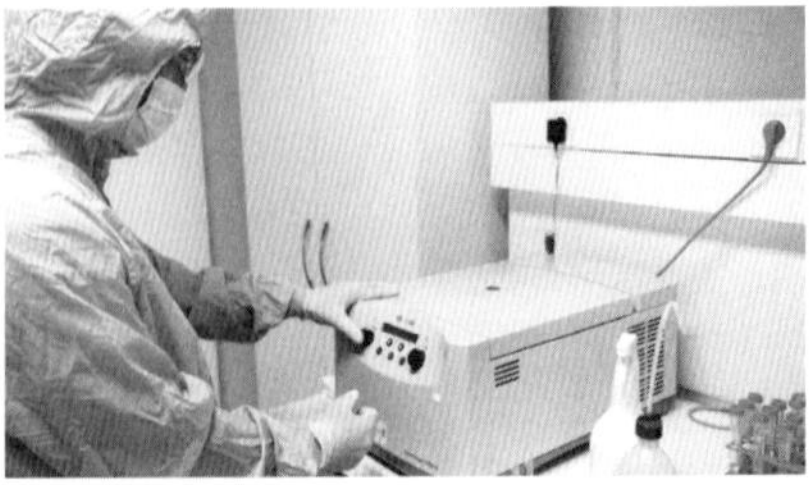

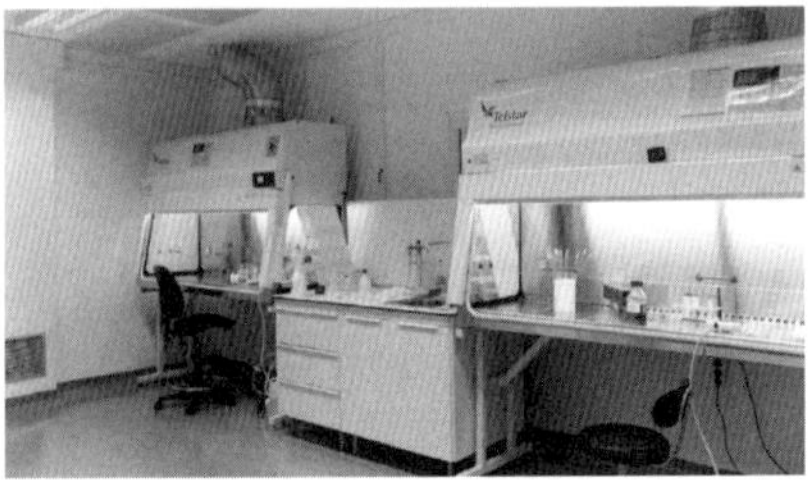

ギリシャＲＧＣＣ社のラボ内の写真。最新の技術によって、ＣＴＣの分析や遺伝子の解析などが行われる

査は、撮影自体は30～60分で済みます。でも、事前に薬剤を注射して1時間ほど安静にしていなければならないため、検査時間には1時間半～2時間ほどを要します。さらに貴金属を外したり、検査服に着替えたりといった検査前の準備も必要になります。撮影時間が15分と、一見短時間で済むように思うCT検査も同様でしょう。さらに胃がんのエックス線検査ともなれば、前夜の食事や当日朝食を抜くのは当然のこと。検査前にバリウムを飲み、検査が終わったあともバリウムを出すのにひと苦労……。時間のみならず、がまんや苦痛までもが強いられてしまいます。

現代人は何かと忙しく、年にたった1回の検診でさえも時間をさくのがむずかしいと感じている人も少なくないと思います。受診が数分で済み、ほんの少々チクッと採血の痛みを感じるだけのCTC検査なら、時間的な負担はなし。そのうえ、検診につきもののわずらわしさもほぼゼロです。

会社の行き返りや昼休み、家事の合間などにちょっとした時間をつくれば、CTC検査を受診できます。値段はネックになるかもしれませんが、得られる情報は有益であり、費用対効果に優れた検査です。もっと大勢の方に気軽にCTC検査を受けて欲しいと思います。

ギリシャのラボで血液を分析

当クリニックで採取された血液は、専用チューブへ封入されたのち、ギリシャにあるＲＧＣＣ社のラボ（研究所）に送られます。到着した血液は、研究所の専任のスタッフらによって、すぐさま検査作業が進められます。

赤血球や血小板を除いても血液中にはなんと約５万もの物質が存在しています。そして、ＣＴＣがある場合の平均個数はわずか５～10個に過ぎないのです。

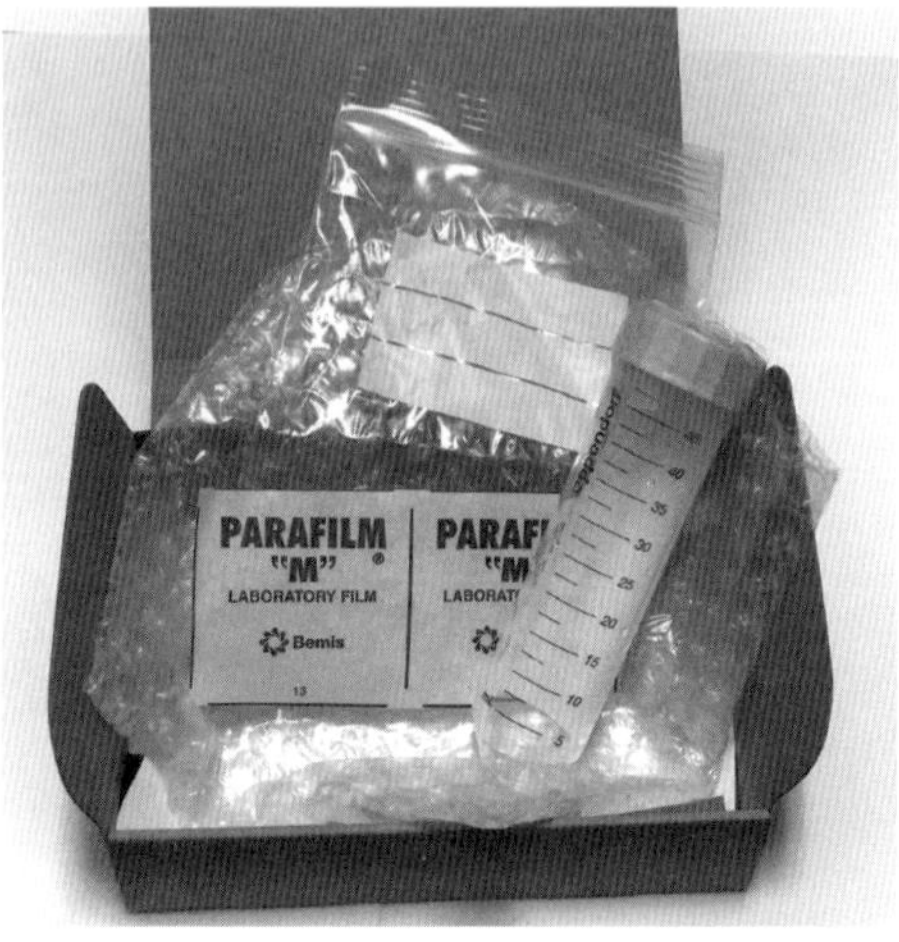

採取した血液を専用のチューブに入れ、ギリシャのＲＧＣＣ社のラボへ送る

ごくごく微量のＣＴＣを判別・分離して取り出すのは、まるで砂漠から1粒の砂を探すような行為といえます。人間の血液中からＣＴＣが発見されたのち、検査法として実用化されるまでに長い時間がかかったのも、判別や分離のむずかしさが背景だったとされています。

ＲＧＣＣ社では、まず遠心分離や複数の発現マーカーを用いて判別し、「オンコクイック」という機器を用いて悪性細胞へアプローチ。ＣＴＣやＣＳＣを的確に選択し、効率的な捕捉を行います。

企業ごとにＣＴＣへのアプローチ法が異なりますが、ＲＧＣＣ社のオンコクイックは、特殊な膜を備えることで通常細胞から悪性細胞を分離。ごくわずかなＣＴＣ、ＣＳＣを的確に取り出します。

オンコカウントでは、まずＣＴＣが血液中に存在するか、していないのかの確認を行います。ＣＴＣが存在する場合は、その数（血液中の濃度）を測定します。また、オンコトレースではＣＴＣについて血液中に存在するか、していないのかの検査を実施するほか、ＣＳＣと原発がんの特定マーカーの値も測定して、これらの結果をレポートにまとめます。

検査結果は、当クリニックからギリシャにあるＲＧＣＣ社のラボへ血液を発送後、オンコカウント、オンコトレースとも、およそ２～３週間後に当クリニックへ報告されます。

報告が当クリニックに届きましたら、すみやかに受診者さんへお知らせします。ＣＴＣが見つかったときと見つからなかったとき、いずれにしても、受診者さんが今後より健康的な生活が送れるよう、相談をしながらさまざまなアドバイスを行います。

超早期発見のチャンスを最大限に生かす

オンコカウント、オンコトレースとも検査の結果、陽性、すなわちＣＴＣが血液中にあったと認められると、きわめて高い確率で体内にがん細胞が現在あると診断されます。

がんの超早期発見が目的で検査を受けてこのような結果となったのなら、体内にあるのは、5㎜以下のごく小さながんであるケースがほとんどです。ステージ0よりも前段階の状態であることが多く、一般的な診断ではがんとは見なされないでしょう。しかし、今後年月をかけてステージが上昇し、やがてはがん腫瘍へ育っていくことが推察されます。

ステージ0～Ⅲのがんなら、手術や放射線治療、抗がん剤といった標準治療が行われます。ステージ0以前の超早期では標準治療は適応外です。そもそも超早期の段階で、副作用のリスクが高い治療を無理やり行う必要はないと考えます。

しかしながら、「生活習慣を改善して健康的な生活を心がけましょう」といった、消極的な方法だけに頼るのは、心もとないと思いませんか。

幸いにも超早期にがんが発見できたと考え、そのチャンスを最大限に生かすべき。「現時点ですぐさま実践可能、なおかつ適した方法を提案し、受診者さんとともに行っていきたい」と当クリニックでは考えます。再発や転移、治療の効果判定などで、思わしくない結果が出た場合も同様です。

陽性との検査結果が出た場合は……

超早期発見のために受けたCTC検査で、陽性だとわかったとき。

「ああ、体にがん細胞があった……」と落ち込み、ストレスを感じてしまう方も中にはいらっしゃいます。さらに「ストレスのせいでがんの進行が早まったらどうしよう……」と、ストレスと落ち込みのループに陥ってしまうケースもあります。

実のところ、ストレスとがんとの因果関係は医学的にきちんとは証明されていません。何がストレスになるのか、またストレスの感じ方も人によって異なるため、ストレスの数値化はとてもむずかしいとされています。適切な数値化ができなければ研究もはかどらず、証明もされないのです。なお、クヨクヨ悩む人のほうががんになりやすいといった信頼できる研究もありません。だから堂々と落ち込んでいいのです。

しかし私が医者になって50年。今まで1万人以上にのぼる大勢のがん患者さんを診てきた経験からいえるのは、がんを克服された方は「治す」という強い気持ちを持ってまじめにコツコツと努力する人が多かったということです。

超早期の発見ならば「陽性でもよし！」「陰性でもよし！」。落ち込むのはかまいませんが、ずっと落ち込んでいる必要はないのです。

検診は結果を生かしてこそ価値があります。10年後、20年後に進行がんが見つかるリスクをゼロにできたと思って、前向きに対策にあたっていただきたいと思います。

超早期に発見したがんとのつきあい方

早期発見が功を奏するのは、早期治療が行えるから――。

それは、超早期発見においても変わらないでしょう。医療が進歩した結果、初期のがんであれば治せる可能性がかなり高くなりました。さらに上を行く超早期発見であれば、初期がんにさえならずに済む可能性がおおいにあります。

しかし、これらはすべて治療や対策を行うことが前提です。何もしないで手をこまねいていれば、寿命を縮める結果になりかねないのです。がんで死なないためにも、超早期にがんを発見したのなら、超早期に対策を開始していただきたいと強く願います。ただし、くれぐれも体に負担をかけないよう、過剰な対策にならないよう気をつけてください。

▼がん対策を選ぶポイント

①体へ負担をかけるリスクがほとんどない
②がんへの奏功性が証明されている
③自分が効果を納得して実践できる

こういった要件を満たすもの、なおかつがん以外にもさまざまな健康効果がある方法なら、超早期発見のがん対策としてぴったりです。

私が自信を持ってみなさんにすすめるがん対策が、「超高濃度ビタミンC点滴」です。現在がんで闘病中の方をはじめ、再発や転移を予防したい方、がん以外の疾患を改善したい方、さらには美容やアンチエイジング、健康維持のために行う方もいらっしゃる療法です。当クリニックでも多くの方々が実践して高い効果を実感しています（第

2章122ページ〜参照)。

超高濃度ビタミンC点滴は、体の状態や年齢、疾患や不調の種類などを問わず、誰にでも、いつからでも始めることが可能な療法です。超早期に行うがん対策のなかでも有益性に優れており、高く評価できる方法だと確信しています。

まだ私も多数の経験はないのですが、CTCが0個に近い陽性で、がん専門病院で精密検査を受けても異常なく、当院で定期的に超高濃度ビタミンC点滴療法を受け、0個/mℓとなった方がいます。ちなみに、私自身は定期的にオンコカウントを受けており、いつも0個/mℓです。

オンコノミクスプラスで自分専用の治療が実現する

当クリニックで行っているCTC検査のもうひとつのコースも参考のために紹介しておきましょう。

「オンコノミクスプラス」は、CTCのカウントやCSC(循環腫瘍幹細胞)の発現マー

ＣＴＣ検査の種類

	オンコカウント	オンコトレース	オンコノミクスプラス
CTC数・濃度	◎	◎	◎
CSC発現マーカー		◎	◎
原発がん発現マーカー		◎	◎
がん関連遺伝子発現			◎
抗がん剤感受性			◎
分子標的薬感受性			◎
天然成分感受性			◎

カー・原発となったがんの発現マーカーに加え、がん関連遺伝子の検査、抗がん剤やホルモン療法などの感受性を調べることができる検査です。進行がんを治療中の方が、より効果的な治療を受けるために非常に役立つ検査です。

具体的には、オンコノミクスプラスで以下のことがわかります。

▼オンコノミクスプラスでわかること

・ＣＴＣの有無と数（血液中の濃度）

・ＣＳＣ（循環腫瘍幹細胞）の発現マーカーと原発巣（原発がん）の発現マーカー

・がん関連遺伝子72項目の解析。がんの悪

性度や特徴、予後の予測
・抗がん剤53種の感受性テストの結果
・イレッサやタルセバなどの79種類の分子標的薬の感受性テストの結果
・CTC、CSCにもっとも効果が高かった抗がん剤の報告
・放射線療法、ホルモン療法の効果予測
・温熱療法や超高濃度ビタミンC点滴の適応。自分に適しているかがわかる
・55種類の超成分の感受性

オンコノミクスプラスを受けることで、現在あるがんの特徴や予後がわかり、今後の治療法が決めやすくなります。

どんな抗がん剤や分子標的薬を使えばよいのか、現在受けている治療は効いているのかといったことがわかります。また、補完療法でサプリメントなどを活用するとき、成分の感受性（どれくらいの効果を及ぼすか）がわかっていれば、適切なものを選ぶことができます。

すなわち、自分の進行がんに対して何をすればいいのかを広く知ることができ、自分のがんの性質にあった自分専用の治療が行えるようになります。しかも情報ソースは、自身のＣＴＣやＣＳＣを解析して得た医学的に信頼がおけるものなのです。

進行がんの患者さんは、とかく「この治療法で本当にいいのか？」「抗がん剤の効果がいつまで続くのか？」「もっと効く方法が他にあるのでは？」といった不安や疑問にさいなまれがちです。オンコノミクスプラスは、それらを解消するとともに、ムダな治療や投薬などをはぶいて、ＱＯＬ（生活の質）を向上することにも貢献します。

なお、検査結果は当クリニックから血液を発送後、３〜４週間後に報告されます。細胞の培養、抗がん剤の殺傷能力の検査に６日間を要するため、他のＣＴＣ検査よりも多少時間がかかります。オンコノミクスプラスの検査費用は50万円前後です。

オンコノミクスプラスの検査結果レポートの例

検査結果の評価:

患者氏名:	**癌の種類:** コロン (colon)
医師名:	**ステージ:** IIIa

再発リスク:

CTC 濃度

測定値: **isolated 9.4cells/ml, SD +/- 0.3cells.**

閾値 <= 5cells/ml

抵抗性マーカー:

MDR1: 65%
MRP: 50%
LRP: 2%
GST: 25%

転移や血管新生のリスクと関連したマーカー

機能	臨床上のリスク	マーカー名	結果	判定
転移浸潤	ハイリスク	MMPs	**対照群の 35%増**	ハイリスク
		KISS-1-r	**normal**	ローリスク
		Nm23	**normal**	ローリスク
血管新生	ハイリスク	VEGFr	**対照群の 65%増**	ハイリスク
		FGFr	**対照群の 40%増**	ハイリスク
		PDGFr	**対照群の 25%増**	ハイリスク

増殖と関連したマーカー:

機構	臨床上のリスク	マーカー名	結果	判定
信号伝達経路	増殖シグナルの増加	Ras/raf/MEK/Erk1-2	**対照群の 40%増**	ハイリスク
		mTOR	**対照群の 10%増**	ハイリスク
増殖因子受容体	増殖シグナルの増加	EGFr	**対照群の 45%増**	ハイリスク
		TGF-β1/2	**対照群の 35%増**	ハイリスク
		c-erb-B2	正常	ローリスク
ホルモン受容体	ホルモン不応性	エストロゲン受容体	正常	ローリスク
		プロゲステロン受容体	正常	ローリスク
		NC3R4-A	正常	ローリスク
		NC3R4-B	正常	ローリスク
細胞周期速度	迅速な	P27	**normal**	ローリスク
		P16	**対照群の 10%増**	ハイリスク
		P53	**対照群の 15%増**	ハイリスク

抵抗性表現型マーカー:

マーカー名	結果	判定	表現型
Dnmt1	**normal**	ローリスク	抵抗性表現無し
06-メチル-DNA-転写調節因子	**normal**	ローリスク	
HAT	正常	ローリスク	
ヒストンデアセチラーゼ	正常	ローリスク	

※イメージ図

検査前と検査後が重要になる

1回10万円以上かかるＣＴＣ検査は決して安いものではありません。しかも、検査はわずかな血液を採取するだけ。こうした簡便さが利点ではありますが、「たったそれだけ」なゆえ、値段の高さばかりに目が行ってしまうかもしれません。

「体内にあるけれどまだ見つけられないがん～通常の検査で発見できるがん」のタイムラグをなくすＣＴＣ検査は非常に価値があるもの。進行がんが発見されてから「もっと早く気づいていれば……」と後悔するリスクをなくすことができるのです。

ただし、ＣＴＣ検査の価値は、「検査の意義を知ること」と「検査結果を活かすこと」をしないと下がってしまいます。

検査の前に「どんな検査なのか?」「何がわかるのか?」「受診のメリット」といったことを明解にしておきましょう。インターネットや本で調べるのもよし。検査経験をつづったブログなどは、個人の生の声を知ることができて参考になります。また検査を実施するクリニックの医師にたずねるのもよいでしょう。

個別の面談予約をとっていただく必要はありますが、私自身もCTC検査に関する疑問や質問は大歓迎です。わからないこと、知りたいこと、不安に思うことなどをなんでも聞いてください。事前に知識を深めて納得しておくことが、検査の価値を高めることにつながります。

なかには「むずかしいことはさておき、とにかくすぐに検査を受けたい。CTCがあるかないかを早く知りたい」という方もいるでしょう。サッサと検査だけ受けたいという気持ちも大いに理解できますが、ある程度の知識は持っておいたほうがやはりよいと個人的には思います。

事前にじっくり調べて納得する派、とにかくサッサと検査を受ける派、両派とも結果の生かし方は同じです。

「異常がなかった。よかった」でおしまいにするのは考えものです。陰性（CTCが血液中にない＝1〜2㎜以上のがんが体内にない）ならば、今後どうやって維持していくかが重要になります。そのためのアドバイスを医師から受けましょう。運動や休息などの生活習慣のコツ、おすすめの栄養素、次回の検診のタイミングなどを教えてもらうのがおすすめです。今後の参考として、さまざまながんの治療法などについてよく聞いておくのもよいかと思います。

結果が陽性（ＣＴＣが血液中にある＝１～２㎜以上のがんが体内にある可能性が極めて高い）だったらなおさらです。「ＣＴＣがありました。いずれがんになるから気をつけてください」で終わってしまったら、超早期のがん検査を受けた意味がゼロなります。退治をするなら今こそベストタイミングなのです。初期がんよりも前の段階、現在の「前がん状態」を解決する対策法を、医師から具体的に提示してもらいましょう。

ＣＴＣ検査はどこで受けるのがいいのか？

インターネットで「ＣＴＣ検査」と検索すると、さまざまなクリニックが登場します。がんドックやＰＥＴ－ＣＴ検査などを行う施設よりはうんと少ないとはいえ、やはりどこを選べばいいのか迷ってしまうと思います。

まず、「がんの超早期発見が目的のＣＴＣ検査（オンコカウント）」を行っているかどうかを確認しましょう。施設の中には「がん治療中やがん治療後の方向けのＣＴＣ検査（オンコノミクスプラス）」だけを行っているところもあるので、注意が必要です。がんの早期発見のためにＣＴＣ検査を受けるのなら、検査後のフォローアップを確実に行ってくれる施設を選ぶこと。また、がん治療中やがん治療後の方が、再発や転移の確認、今後の治療法の選択などのためにＣＴＣ検査を利用するなら、その施設がどこへ検査や分析を委託しているかもチェックしてください。

ＣＴＣ検査を受託する企業はいくつかありますが、その企業ごとに検査を行う項目数などが異なるからです。自分が手に入れたい情報が確実に得られるか、クリニックや病院に事前に相談・確認しておくことが大切です。

検査後のフォローが適切にできる施設なのかを見極めることも重要です。前述したとおり、検査結果を知るだけでは検査を受けた意味がなくなってしまいます。がんの超早期発見のために受けるＣＴＣ検査は、結果を問わずに「よかったですね」と心から医者がいえる稀有な検査。そして、「よかったですね」が続くためには検査の後のフォローを適切に受けることが欠かせないのです。
それらの点を踏まえて、検査を受ける施設を選んでください。

がんで死なない最強の方法

2 『がんを治療する』の章

——超高濃度ビタミンC点滴療法

西洋医療ではがん細胞だけを攻撃するのはむずかしい

手術↓放射線・抗がん剤以外の選択肢もある

日本のがん医療において病院では「標準医療」以外が選択されるケースはほとんどありませんが、世界を見渡せば、がんの治療法は無数にあります。まずは、日本でもようやく広まりつつある「統合医療」を含む４つの概念について理解しておきましょう。

それぞれの違いがわかるよう表にまとめました。

名称	治療法の特長
標準医療	国の健康保険が適用される「西洋医療」のこと。日本ではおもに手術・放射線治療・抗がん剤治療の「三大療法」をさす

がん治療法・4つの概念	治療法の特長
統合医療	西洋医療と補完医療を合わせ、〝よいとこ取り〟をしたもの。個人に合う方法を見つける「個別化医療」
補完医療	西洋医療を補う目的で行われる自然療法。局所（がん細胞）ではなく、心身全体へアプローチする。代表例は「漢方」
代替医療	病院で行われる医療の代わりとなる、いわゆる〝民間療法〟全般。体にやさしく好まれるが、西洋医学の否定は危険！
先端医療	欧米先進国で認定、日本では臨床試験段階に入った医療。標準治療を進化させたもので「西洋医療」の範疇に入る

100点満点の医療は存在しない

これら4つの概念は、人によって理解度に差があり、勘違いや思い込みも見られるため、しばしば医師、専門家と患者さん、ご家族とのコミュニケーションがうまくとれないことがあります。ここでは問題点にもふれておきましょう。

●統合医療は米国で生まれたもので、医師主導。日本ではまだ認知度が低く、体制づくりにとりかかった段階。標準医療一辺倒だった医師は、患者さんが行っている補完医療に無知では医療全体を把握できない。統合医療＝標準医療＋補完医療。

●補完医療はおもにヨーロッパやアジア、オセアニアで伝統的に行われてきた医療。心身全体にアプローチする ffdg　　g cvfrrfcv　tbgfg ので、因果関係の説明がむずかしい。また、欧米と違い、日本では医師の指導で行われるケースが少ない。

●代替医療は民間レベルで、効果の出方もバラバラ。体にやさしいので患者さんに好まれるが、標準医療を否定するのでがん死亡率が高い（＊）など、問題も大きい。

●先端医療については日本では厚生労働省の承認を受けた「先進医療」と区別して考えるべき。境界線はあいまいで、開発途中の医療技術ととらえる向きもある。

（＊）Johnson SB et al. JNCI 110 : 121 . 2018

〝体にやさしい医療〟をめざして

西洋医療以外は「補完・代替医療」と呼ばれ、食事療法やアロマテラピーなどの自然療法、ラジウム温泉、栄養剤、サプリメント、笑いの効用なども含まれます。これらの共通点は〝体にやさしい医療〟であり、西洋医学の行き詰まりを〝補完〟するという意味を持ちます。

わが国の医学界では、エビデンス（科学的根拠）がない療法はけっして認めません。一方、米国では西洋医療と補完医療を併用した統合医療の専門外来が大学院内に設けられ、食事・運動療法、音楽療法、鍼治療（漢方）、マッサージなど、ある程度科学的な補完医療を医師主導で受けられる体制が整っています。補完・代替医療の国立研究所では数百億円の年間予算が使われ、ハーバードなどの高名な大学でも研究が行われています。よって補完・代替医療への信頼は厚く、がん患者さんの六割以上が統合医療を利用しています。日本の統合医療は大きく後れを取っていることは明らかで、そのままがん治療の後れとなっている現状は残念でなりません。

日本でもようやく統合医療への体制づくりが始まりました。しかし、米国の統合医療をそのまま持ち込むのはむずかしいといえます。互いの妥協点を見出すまで徹底して論議する米国流の医師と患者の関係は、場の調和を重んじる日本人になじみません。西洋医療を土台とし、患者さんと医師がともに作る〝日本型がん医療〟が必要です。

エビデンスは重要視すべきですが、それればかり固執すれば、「補完医療はエビデンスがないから効かない」という結論しか得られません。新薬を例にとっても、薬が効いているエビデンス、薬が効くメカニズムが解明できなければ、認可はおりません。

またランダム化比較試験（ＲＣＴ）という、本物と偽物の2群をくじびきで分け（ランダム化）、患者も医者も二重に内容を知らせない（二重盲検）試験で統計的な有意差のある薬のみを有効とする何百億円もかかる臨床試験の考え方に私は同意しかねます。非倫理的でもあります。

がんは複雑な病気です。標準医療のエビデンスだけでは見えないこと、わからないことも多いのです。何よりも患者さんにとって「なぜ、がんがよくなったのか？」は、どうでもいいこと。患者さんがほしいのは「がんがよくなった」という事実だけです。あるいは、だるさが取れ、元気に過ごせるだけでもいいのです。

この国に統合医療を根付かせるには？　その答えは日本の標準治療である三大療法の問題点を探ることで見えてきます。

問題山積み!?　日本の「標準医療」

私が考える標準医療の現状、それぞれの問題点を見ていきましょう。

❶再考すべきは「手術ありき」のがん治療

がん手術の技術、設備は進歩し、乳がんの胸の筋肉ごと切除する〝拡大手術〟から、病巣部のみくり抜く〝温存手術〟が主流となるなど、術式も見直されています。また、転移防止にがん周囲の多数のリンパ節をとりのぞく「リンパ節郭清」は、術後のＱＯＬ（生活の質）を著しく低下させることから、できるだけ少数へと認識が変わりつつあります。

欧米では治癒率が同じならば、臓器が残り、通院治療ができ、医療費も安い放射線治療を選択するのが常識。事実、米国では前立腺がん・子宮頸がんなどは、放射線治療が第一選択肢となっています。

そもそも手術をして目に見えるがん組織をえぐり取った時点で、細胞レベルで全身に散っていることが多く、超早期がんでない限り、再発・転移のリスクはゼロにできません。その点も踏まえ、医師は「手術が最善なのか？」を熟考し、患者さんに治療内容をきちんと伝え、選択の自由を与えるべきといえるでしょう。

❷安易な「抗がん剤」使用に待った！

細胞障害性の抗がん剤は、細胞分裂している細胞に入り込み、分裂を阻止して増殖を防ぐもの。いわゆる〝毒を持って毒を制す〟治療法なので、正常細胞にも働きます。

代表的な副作用と副作用が出やすい時期

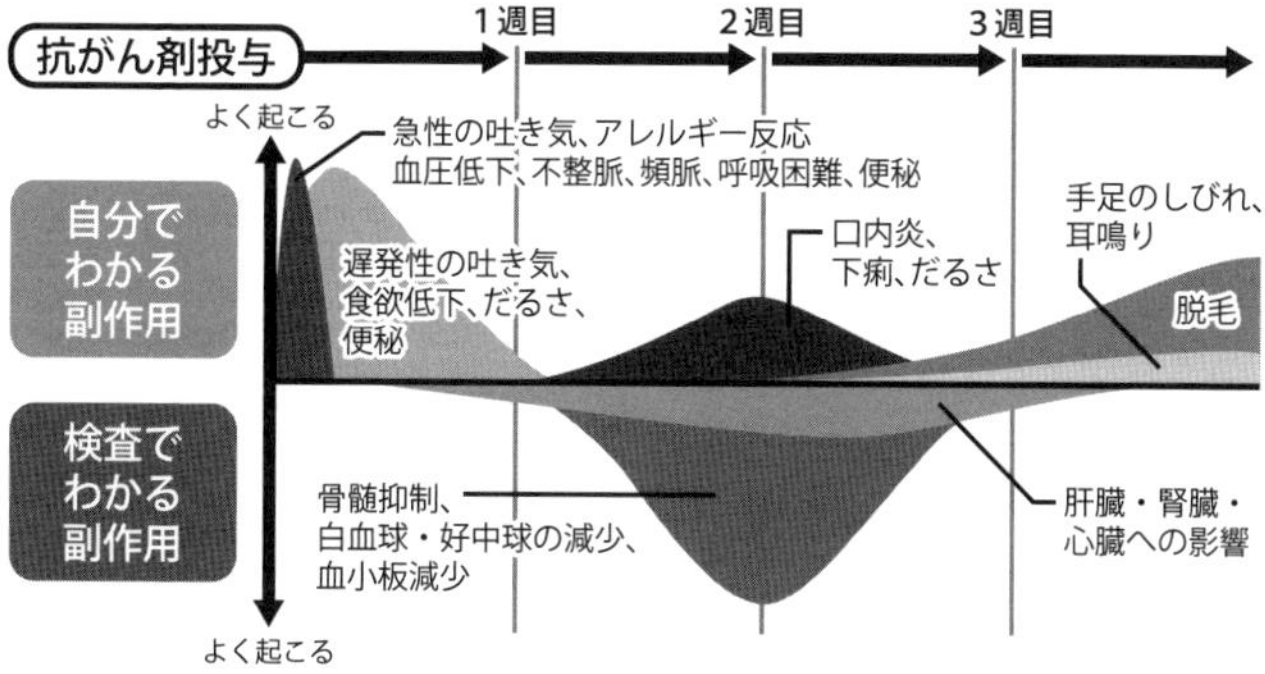

出典：国立がん研究センター・がん対策情報センター

つまり、高濃度にすればがん細胞を殺すと同時に、正常な細胞も死滅、人間も死んでしまいます。さらに、毛根、胃腸の粘膜、肝臓や腎臓などの分裂がはげしい細胞ほど強く作用する性質を持ちます。ですから抗がん剤治療では「髪が抜け落ちてしまった」「吐き気がひどく、水も飲めない」といった副作用が起こるのです。さらに、肝機能・腎機能・心肺機能に毒性が出るケースもあり、抗がん剤で命を落とす可能性もまたゼロではありません。

近年、がん細胞を狙い撃ちする「分子標的薬」の開発が進んでいます。この治療薬は、がん細胞が増殖する元になる分子を抑

各種悪性腫瘍に対するがん薬物療法の有用性

A 治療が期待できる

急性骨髄性白血病、急性リンパ性白血病、Hodgkinリンパ腫、非Hodgkinリンパ腫(中・高悪性度)、胚細胞腫瘍、絨毛がん

B 症状緩和や延命の効果が十分に期待できる＊

乳がん、卵巣がん、小細胞肺がん、非小細胞肺がん、大腸がん、多発性骨髄腫、慢性骨髄性白血病、慢性リンパ性白血病、非Hodgkinリンパ腫(低悪性度)、胃がん、膀胱がん、悪性黒色腫

C 延命効果・症状緩和が期待できる＊

骨肉腫、軟部組織腫瘍、頭頸部がん、食道がん、子宮がん、腎がん、肝がん、胆道がん、膵がん、脳腫瘍、甲状腺がん、前立腺がん

＊B群は薬物療法による治療は難しいが、予後の延長が認められかつ50%以上の奏功率が期待できるがん種が含まれている。薬物療法の効果がそれ以下のがん種はC群に含まれているが、同じがん種でもサブタイプにより薬物療法の有効性は異なる。

出典：国立がんセンター内科レジデント編『がん診療レジデントマニュアル(第８版)』2019／医学書院

制し、がん細胞を攻撃する仕組み。しかし、正常細胞にもこの分子が散在しているので副作用が起きます。

私が患者さんに症状説明の際、お見せしているのが上の表です。国立がん研究センター中央病院の若手が書いた『がん診療レジデントマニュアル』の中の「各種悪性腫瘍に対するがん薬物療法の有用性」です。ここでは抗がん剤の有用性をAからCの3群に分けています。20年近く前に発表されたものですが、改訂のたびに最新データに更新されています。

A群の「治癒が期待できる」がんならば、進行がんでも治癒が望めます。積極

的に使うべきとしても異論はないでしょう。

B群の「症状緩和や延命が期待できる」がんは、延命期間により、賭けてみる価値はあると思います。ただし、1~2カ月程度の延命だとしたら、命がけの苦しい治療に臨めるか、悩むところです。

C群の「延命効果・症状改善が期待できる」とは、一時的ながんの縮小効果が得られる可能性を意味し、延命は起きないかもしれません。私ならば、B群とC群のがんで抗がん剤を使わないと思います。

〝安易な抗がん剤の使用〟とは、C群のがんでの乱用です。はっきりした延命が証明されていないにもかかわらず、なぜ、抗がん剤が使われるのでしょうか。

医師は「なんとか手術はしたが、どうも細胞レベルでがんが散らばっているらしい。これはおそらく再発する」、ならば「抗がん剤で殺しておけば、再発しにくいだろう」と考えるわけです。〝飛び散ったがん〟は怖いですよね。わらをもつかみたい患者さんの心情を思えば、飛びついてしまうのも無理はありません。

このような考えのもと、長年、手術前後に抗がん剤が使われてきたわけです。また、手術ができない進行がんに対し、「ほかによい方法がないから」と抗がん剤が使われることも。効き目よりも体力減退が大きくても、使われることが少なくありません。

医師による「何％の確率で抗がん剤が効く」という説明もわかりづらいですよね。例えば「20％の確率で効く」と「20％の確率でがんが治る」はイコールではありません。

あくまで、がんの直径が30％以上減る確率（部分奏功率）を意味し、延命の保証はありません。ましてやステージⅣの進行がんは標準治療のみでは完治の可能性はほぼゼロ。がんを縮小させる毒は、生命力も奪ってしまうからです。

医師は曖昧な説明をするべきではありませんし、患者さん側も、抗がん剤の効果が延命なのか、縮小なのかを事前にきちんと確認すべきといえるでしょう。

苦しい延命を望むか？

進行がんの手術後、再発転移予防に抗がん剤が使われます。左のグラフは、抗がん剤治療をする、しないでの肺がん患者の2つの生存曲線です。5年後の生存率の差は

郵便はがき

料金受取人払郵便

神田局
承認

1599

差出有効期間
2023年
7月20日まで

101-8791

532

東京都千代田区
岩本町3-2-1 共同ビル8F
㈱青月社 編集部行

ふりがな 氏名《なまえ》	男《おとこ》 女《おんな》	年齢《ねんれい》　　歳《さい》 職業《しょくぎょう》(学年《がくねん》)
ふりがな 住所《じゅうしょ》 〒　　－		
電話番号《でんわばんごう》　　－　　－		
メールアドレス		

>>>裏面《うらめん》もご記入《きにゅう》ください

がんで死なない最強の方法

この度は青月社の本をご購入いただき、誠にありがとうございました。
青月社は、これからも皆様のお役に立つ本を出版していくために、アンケートをお願いしております。いただいたお声は、資料として役立たせていただきますので、ぜひご意見をお聞かせください。

●お買い求めの動機を教えてください。

1. 著者を知っていた　2. タイトルが気になった
3. 内容が気に入った　4. 人にすすめられた

●どこで本書をお知りになりましたか？

1. 書店　2. インターネット書店　3. メルマガ　4. ブログ
5. クチコミ　6. 新聞・雑誌広告　7. TV番組　8. その他

●本書についての感想、ご意見などをお聞かせください
（よかったところ、悪かったところ、タイトル、デザイン、価格など）

いただいたご感想・ご意見は、「読者様からの感想」として、匿名にて当社の広報に使用させていただくことがございますので、ご了承ください。

肺がん患者の生存曲線

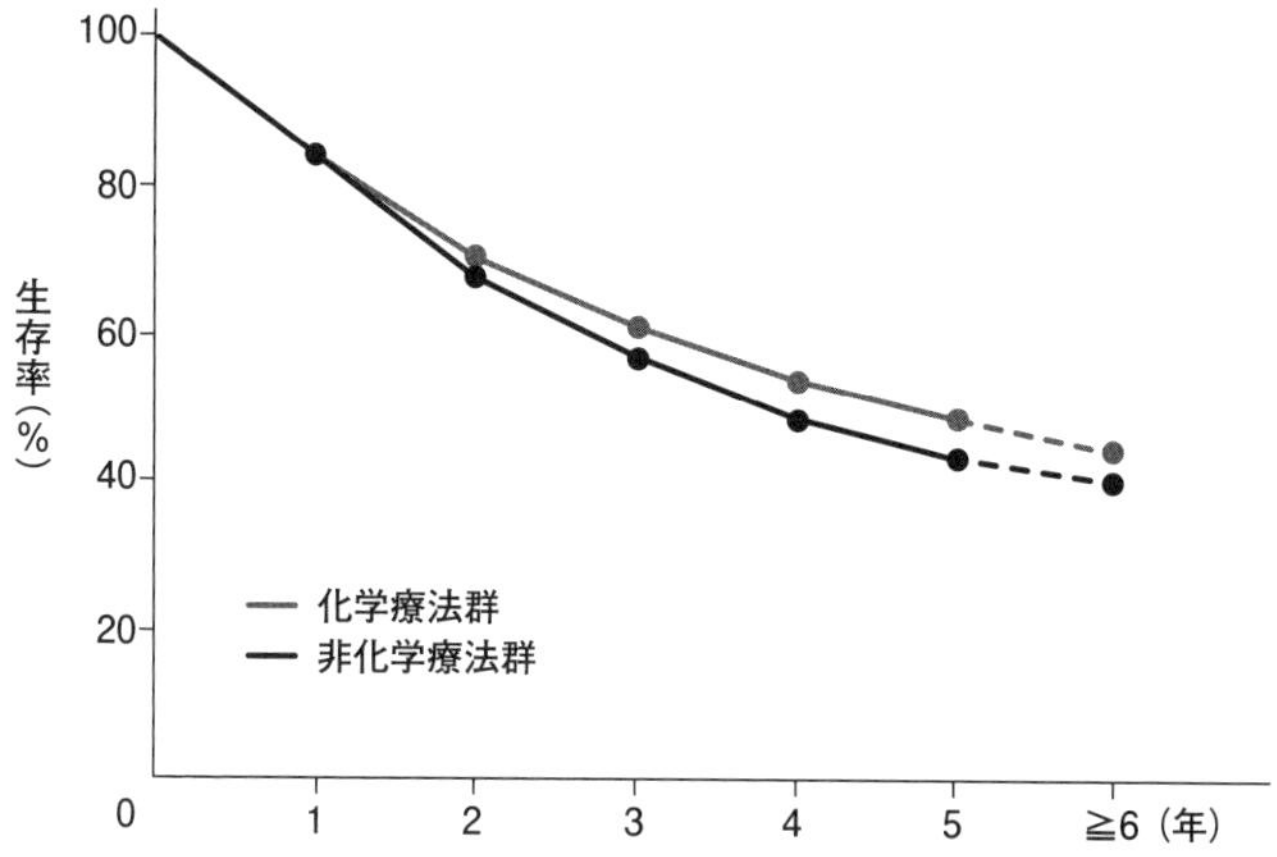

Pignon J-P et al. J Clin Oncol 26:3552.2008

わずか5・4%です。抗がん剤の副作用を考えると、選択は難しいです。

さらに、抗がん剤は〝耐性〟が起こります。何か月か使っていると、がん細胞が毒性に慣れてしまい、しだいに効かなくなります。そこで、効き目の落ちる〝二番煎じ〟の抗がん剤に変えるわけです。このくり返しで、使える抗がん剤がなくなると、医師は「もう打つ手がありません」とお手上げ状態となります。こうして、医師から見放され、行き場をなくした〝がん難民〟が生まれるのです。

医師も患者さんも、抗がん剤に過剰な期待をかけすぎです。それが別の治療に目がいかない原因のひとつとなっています。

❸局所攻撃ができる「放射線」、でも根治はむずかしい

定位放射線、強度変調放射線、ガンマナイフ、サイバーナイフ、陽子線、重粒子線など、近年、放射線治療の進歩は目覚ましく、ピンポイント照射が可能になりました。その精度も高まり、がん周辺の組織を避ける工夫がなされ、副作用も起こりづらくなりました。最新の機械がある病院は限られているので、主治医と相談して別の病院で治療を受けてもよいでしょう。

しかし、初期がんはともかく、がん組織そのものに放射線をかけても、全身にがん細胞が散らばっている進行がんの根治にはなかなか至りません。がんの固まりは消えても、周りに浸潤しているがん細胞を殺せないということでしょう。

抗がん剤、放射線単独、または、抗がん剤と放射線を組み合わせても進行がんを打ち負かすことは簡単ではありません。ここが標準治療の限界であり、補完医療『超高濃度ビタミンC点滴療法』の出番となるわけです。

チーム医療の確立が急務！

欧米のがん専門病院では、消化器内科医などの専門医、腫瘍内科医（抗がん剤の専門家）、放射線医、精神科医、心理療法士、専門看護師、専門薬剤師など、患者さん一人ひとりの意向に合った最善の対応を目指し、チームを組みます。対して、日本では手術をした医師（外科医）が放射線治療をすすめないことも少なくありません。現代の高度に専門化されたがん治療は、主治医一人では担えません。日本では手術への偏りから、放射線専門医、最新の知識を持った腫瘍内科医が圧倒的に足りません。チーム医療の確立には、がん治療を根底で支える専門医の育成が必須となります。

欧米に比べ、日本のがん医療は課題が山積みですが、患者さん側も「がんを治すにはリスクはつきもの」と認識を持たねばなりません。〝体にやさしい医療〟は存在しますが、頼り過ぎると治らないリスクも大きくなります。リスクなくがんと闘うことができないからこそ、患者さん自身、リスクを選択する意志が重要といえるのです。

〝身近で最強の栄養素〟でがんに挑む！『超高濃度ビタミンC点滴療法』の実力

半世紀の歴史を持つ、古くて新しい治療法

補完療法の切り札になり得る実力と実績を併せ持つ「超高濃度ビタミンC点滴療法」は、私が心から信頼し、がん患者さんに自信を持ってすすめている治療法です。

その〝実力〟「がんを殺す力」については、１３６ページからの「ビタミンCががん細胞を殺すメカニズム」でくわしく解説します。

まずは、超高濃度ビタミンC点滴と何か？　さらに、がん治療への〝実績〟をデータに沿ってみていきましょう。

ビタミンC点滴自体は50年以上の歴史があり、私も１９７０年頃、進行がんの患者さんに毎日５～10ｇのビタミンCを点滴していました。当時もたしかな延命効果を感

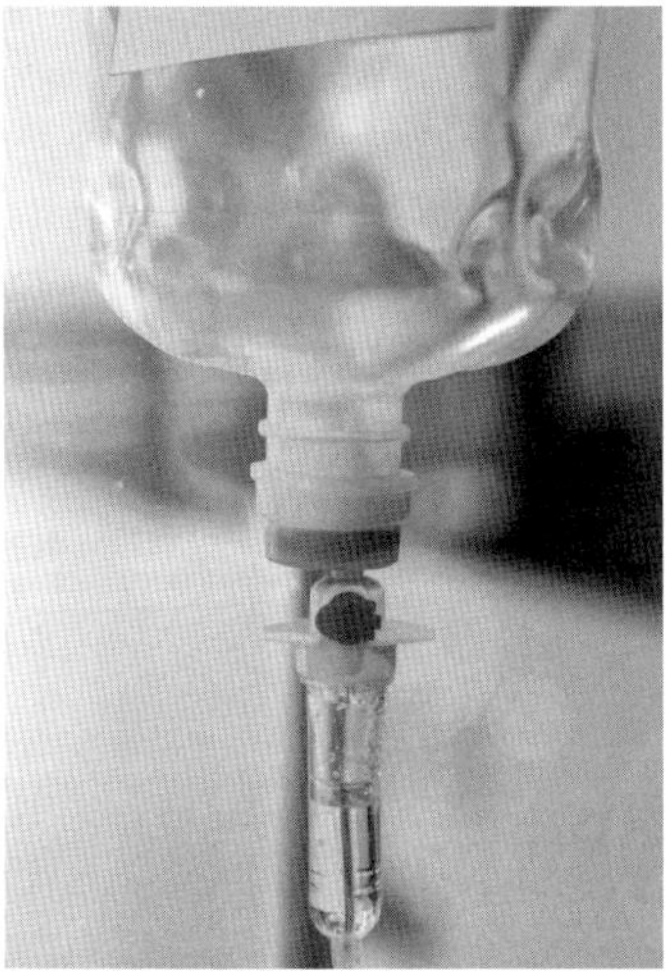

【超高濃度ビタミンＣ点滴療法】
50〜100ｇの大量のビタミンＣを静脈から体の中へ取り込む治療法。現在、主にがん治療の補完療法として行われているが、アンチエイジングなどの効果も期待できる。以前からあるビタミンＣが5〜10gの高濃度ビタミンＣ点滴と区別するために“超”を付けて呼ばれている。

じ、がんの痛み軽減など、患者さんのＱＯＬ（生活の質）に改善が見られました。とはいえ、がんが治った症例は一例もなく、「ビタミンＣは進行がんには効かない」と結論付けるしかありませんでした。

同じころ、米国メイヨー医科大学から出された否定的な論文も、ビタミンＣ点滴を止める後押しとなりました。がん治療への光明は見えていたのに、成果が残せなかったビタミンＣ点滴は、私の宿題となりました。

転機は30年以上経った２００６年夏、米国の著名な医師、ゲイリー・ゴードン博士から東京で受けたレクチャーでした。世界的に名高いメキシコの病院で、進行がんの患者さんに60～120gのビタミンC点滴を行ったところ、数十名の進行がん患者さんの3分の1近くにがん縮小～消失が見られたというデータに驚愕しました。

時を同じくして、友人の杏林大学保健学部の柳澤厚生教授（当時）が米国医師のアドバイスを受け、悪性リンパ腫の米国人患者さんへビタミンC点滴療法を行い、数カ月で腫瘍が消えたという驚きの報告を受けたのです。このとき、ビタミンCの量は16gから開始し60gまで増やしたとのことでした。

どちらもビタミンCを大量に点滴していました。これはビタミンCを増量し、高濃度（5～10g）から超高濃度（50～125g）にすると、新たな効果がもたらされることを意味します。血中のビタミンC濃度が上がると、がん細胞を殺す強力な抗がん効果を得る、しかも、従来の抗がん剤の欠点を凌駕する〝天然の抗がん剤〟に変わるとわかったのです。私の探していた答えは、シンプルで意外なものでした。

超高濃度ビタミンC点滴療法を標準治療と比較すると、その特長が鮮明になります。

標準治療の場合は	超高濃度ビタミンC点滴は
高濃度にすると命も消える…… 抗がん剤を高濃度にすれば、がん細胞は除去できるが、正常細胞も消えてしまう。がん細胞と共に人間も死んでしまう	**“超” 高濃度でがん細胞を殺す！** ビタミン C を超高濃度で点滴すると、がん細胞を死滅させる作用が生じる。その効力は強力で、補完医療ではトップクラス
強い毒性の弊害でつらい副作用が…… 抗がん剤は基本的に「毒」。がん細胞だけでなく、正常な細胞にも効いてしまうのが弱点であり、強力な副作用の元凶	**副作用はなし！体にやさしい** ビタミン C そのものに毒性はなく、健康な細胞へダメージを与えない。がん細胞のみに効力を発揮するため、副作用がない
いずれ必ず効かなくなる…… がん細胞が抗がん剤に慣れて強くなり、効かなくなる（耐性）。がん細胞消失まで治療が継続できず、治癒は簡単ではない	**耐性なし！優れた効き目をキープ** ビタミンCは抗がんメカニズムが多彩なので、使い続けても効力は変わらず、がん細胞がゼロになるまで治療が可能

従来の抗がん剤治療は、がん細胞をある程度殺し、正常な細胞は生命に影響がでないよう、ほどほどに攻撃する濃度にせざるを得ません。これではがん細胞の根絶は困難、根治はなかなか望めないでしょう。一方、ビタミンCは栄養素なので、毒性は皆無です。いかに濃度を高めても正常細胞へ悪影響は出ません。また、がん細胞が死滅する血清濃度400mg／dℓ以上にする方法は、点滴以外にありません。服用と比べて点滴は100倍も血清濃度を上げます。「ビタミンCはすぐ排出されるので、もったいない」と思われるかもしれませんが、点滴後1週間は尿に排泄されるのを確認していますす。体内に5gほどとされるプール（貯蔵庫）をいつも満タンにし、余った分が徐々に排泄されます。

もともと体内にある成分だから安心・安全！

超高濃度ビタミンC点滴療法が始まって半世紀、これまで世界中で数百万回行われていますが、死亡例は報告されていません。時折、摂取する量が多すぎると懸念する向きもありますが、ビタミンC200gを安全に点滴できた、血清濃度が780mg／dℓまで上昇しても問題なかったなど、重篤な副作用は報告されていません。

「がんを治療する」解説でもふれていますが、抗がん剤は耐性によっていずれ必ず効かなくなります。もともと体内に存在するビタミンCは、ずっと同じように効き続けるため、がん細胞がゼロになるまで継続可能。従来の抗がん剤より副作用が少ないとされる「分子標的薬」と比べても、桁違いに〝体にやさしい治療〟といえるでしょう。

大きいがん、効き目をより高めたい場合は、点滴の回数を増やす、ビタミンC単独ではなく、抗がん剤や放射線治療との併用も有効。また、温熱療法などを組み合わせることでも効果が期待できます。

研究データ

ポーリング博士・キャメロン医師の臨床報告

1972年、ポーリング博士とキャメロン医師は、スコットランドの病院に入院中の進行がん患者さんに、標準治療と併用（外科手術の前後、放射線治療の間と後）し、ビタミンC点滴を開始しました。

当時、ビタミンのがんへの有効性は研究段階でしたが、化学療法が効かず、重篤な副作用に苦しむ現状を目の当たりにしての決断でした。

ビタミンC点滴10gを10日間行った後、10gを内服してもらったところ、5日以内に、治療の手立てがない介護の状態で、痛み止めのモルヒネを処方されていた多くの患者さんに改善が見られたのです。体が楽になり、精神的にも元気が出た、骨転移などの痛みが軽減、さらには完全に消失したケースもありました。抗がん剤特有の吐き気が治まり、食欲も回復しました。

左のグラフは、76年発表の論文で、この病院に入院中の治療不可能とされた進行がん患者100人に、毎日10gの点滴と内服でビタミンCを与えた群、コントロール群

ビタミンCが投与された進行がん患者・コントロール群の生存率

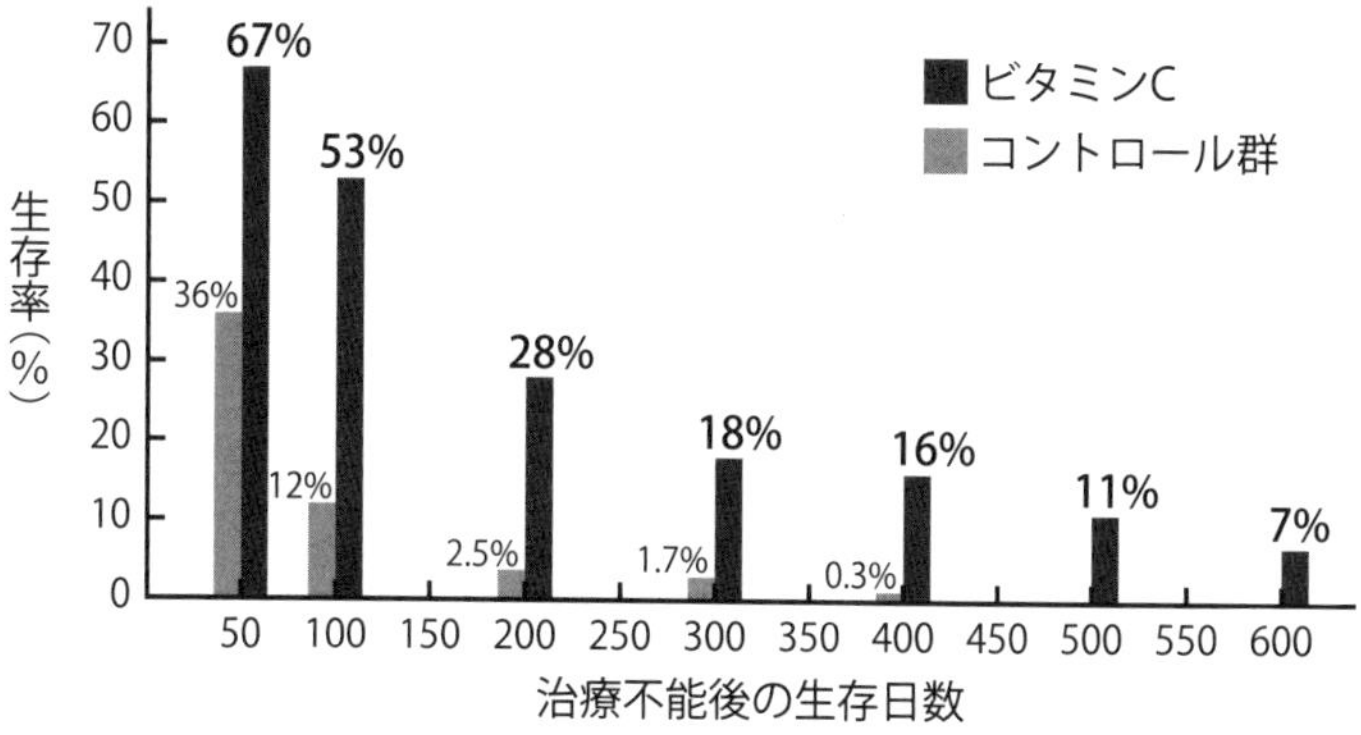

出典：Cameron E et al. Proc Natl Acad Sci USA 73:3685.1976

（ビタミンC未摂取のがん患者100人）それぞれの生存日数を比較したものです。

生存率に大きな差が出ているのがわかるでしょうか？　500日の時点でコントロール群は全員死亡に対し、ビタミンC群は100人中11人（79年時点で5人）の生存が確認されました。生存日数はコントロール群の4・2倍、最終的にはビタミンC群は平均300日以上長生きしました。

8種類すべてのがんにビタミンCが効いた!

ポーリング博士とキャメロン医師は、さらに同病院でビタミンCを用いた治療を行いました。左ページは、78年に発表された臨床研究をまとめたグラフです。

治療不可能とされた進行がんの患者100人のビタミンC群は、毎日10gのビタミンC点滴を行い、コントロール群(非ビタミンC群)1000人の生存日数を比べました。

部位別に8種類のがんについて、それぞれの生存曲線が示されています。すべてのがんにおいて生存日数が長く、ビタミンCが延命に寄与していることが明らかになったのです。論文執筆時点でも、ビタミンC群のみ8人の生存が確認されました。

平均生存日数は、ビタミンC群がコントロール群より約300日多く、治療不可能と診断された後の日数を比べると、1年以上生存がビタミンC群は22%、コントロール群はわずか0・4%、1年以上生存の22人の平均生存年数は2・4年という結果が報告されています。

がん部位別のビタミンCを投与された進行がん・コントロール群の生存率

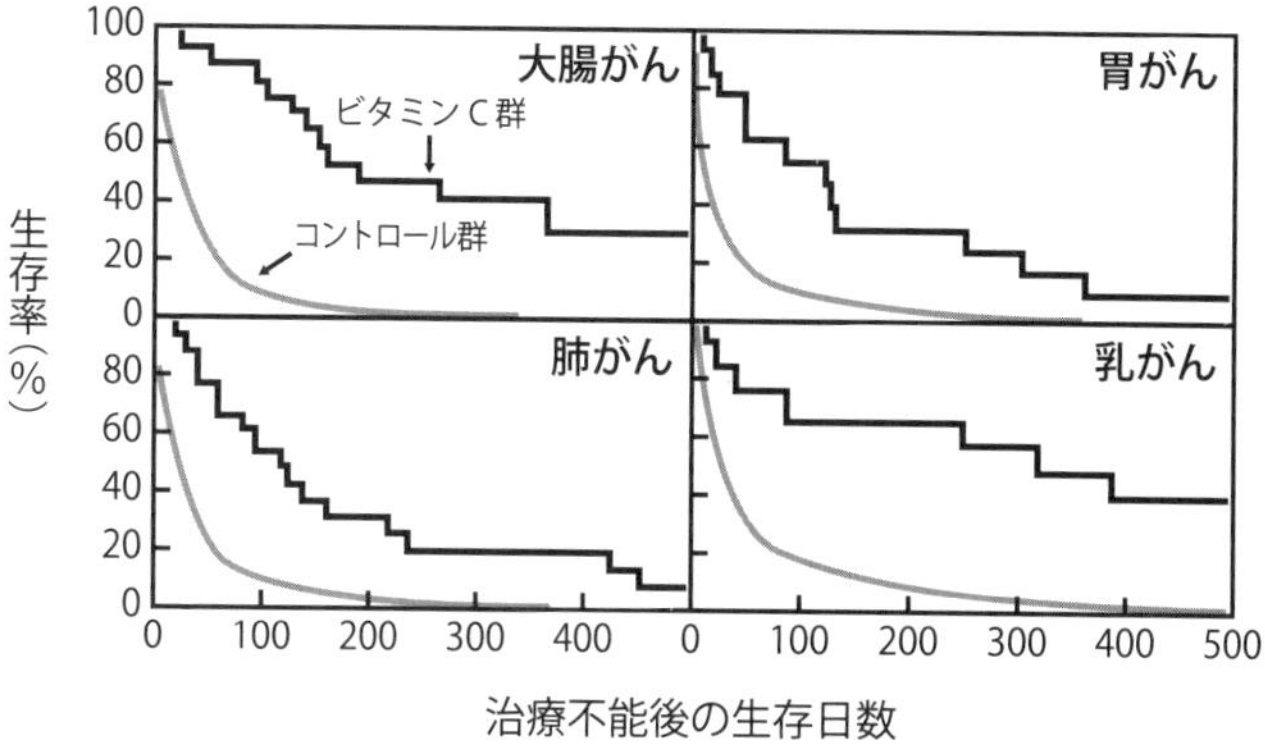

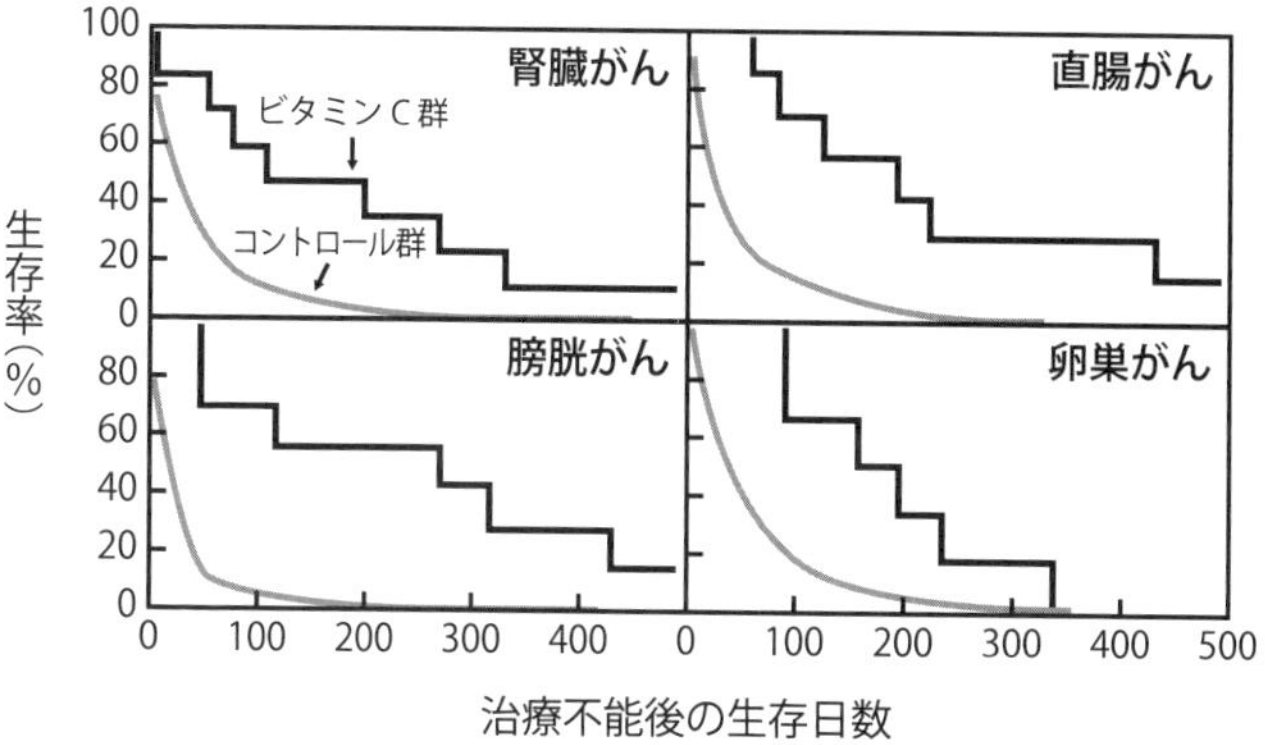

出典：Cameron E et al. Proc Natl Acad Sci USA 75:4538.1978

研究データ

森重福美医師・村田晃博士による臨床報告

大容量と低容量のビタミンCを投与された進行がん患者の生存率

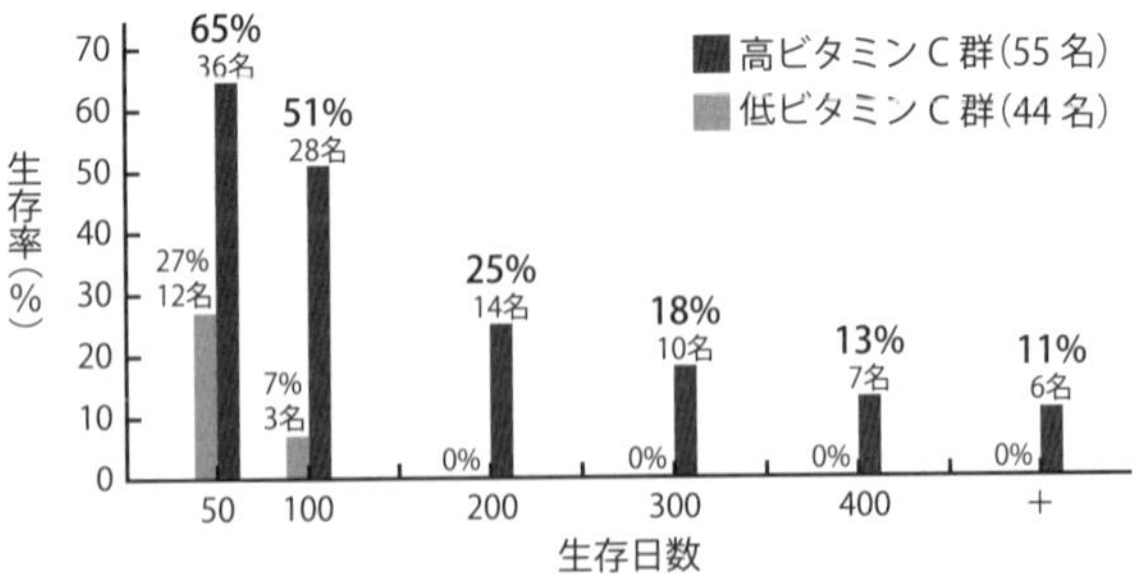

出典：Murata A et al. Int J Vitam Nutr Res Suppl 23:103.1982

79年、森重福美医師と村田晃博士は共同で論文を発表、大きな話題となりました。

福岡県の鳥飼病院に入院した進行がん患者（平均して入院後10日後に死亡）のうち、44人に4g以下、55人には5g以上のビタミンCを処方しました。

ビタミンCが少ない群の死亡率は、多い群の3倍（上のグラフ）、さらに、ビタミンCを多く摂っている群は、食欲や意欲がわくなど、QOL（生活の質）の改善が見られました。

ビタミンCの歴史と抗がん研究データ

ビタミンCは

・1928年、アルベルト・セントジェルジによって牛の副腎より分離

・壊血病（細胞同士をつなぐコラーゲンの消失により内臓破裂が起こる）を防ぐ

・人間の体内で合成できない

・ほかの水溶性ビタミンと異なり、補酵素ではない

・生命維持の非常に複雑な作用に関与、極めて重要な栄養素である

・日本における成人１日当たりの推奨量は100㎎（0.1ｇ）

・抗酸化、免疫賦活、コラーゲン合成、抗アレルギーなど、40種類以上の生理機能を持つ

・世界中で研究され、科学文献は６万を超える

・1937年、アッペルバウムは、がん患者の血清ビタミンC濃度がゼロに近いことを発見

・1940年、ドイチェルは、進行がん患者がビタミンC１日３～４ｇ摂取で放射線治療にも耐えうるほど体調が劇的改善、がんが縮小したケースもあると報告

・1940年代、クレンネルは、世界で初めて内服と静脈注射によるビタミンC大量療法を行う。標準治療を拒否した乳がんの女性に、毎日100ｇのビタミンC点滴を行ったところ、数カ月でがんの完全消失を確認

研究データ

リオルダン博士らの臨床報告

米国カンザス州ウイチタにある「人間機能回復センター」のヒュー・リオルダン博士のチームは、大腸がん・すい臓がん・黒色腫・骨肉腫の4種類のがん細胞を血液培養、ビタミンCを加えて経過を観察しました。

左ページの上のグラフの各がん細胞が異なる生存曲線を描いている点に注目してください。培養液中のビタミンC濃度を、100→200→300→400㎎／dℓと上げていくと、がん細胞の死亡率が上昇しているのがわかるでしょう。100㎎／dℓでも黒色細胞腫では約9割、大腸がん細胞と骨肉腫細胞も3割以上死んでいますが、すい臓がん細胞は変化なし。しかし、200㎎／dℓになると、すい臓がん細胞も徐々に死んでいき、400㎎／dℓでは4種類のがんすべてがほとんど死滅しました。下のグラフは、点滴ビタミンC1g～100gまでの血清ビタミンC濃度を示し、g数が多いほど血清濃度が上がり、持続時間が長くなるのが分かります。

ビタミンC濃度と4種類のがん細胞の生存率

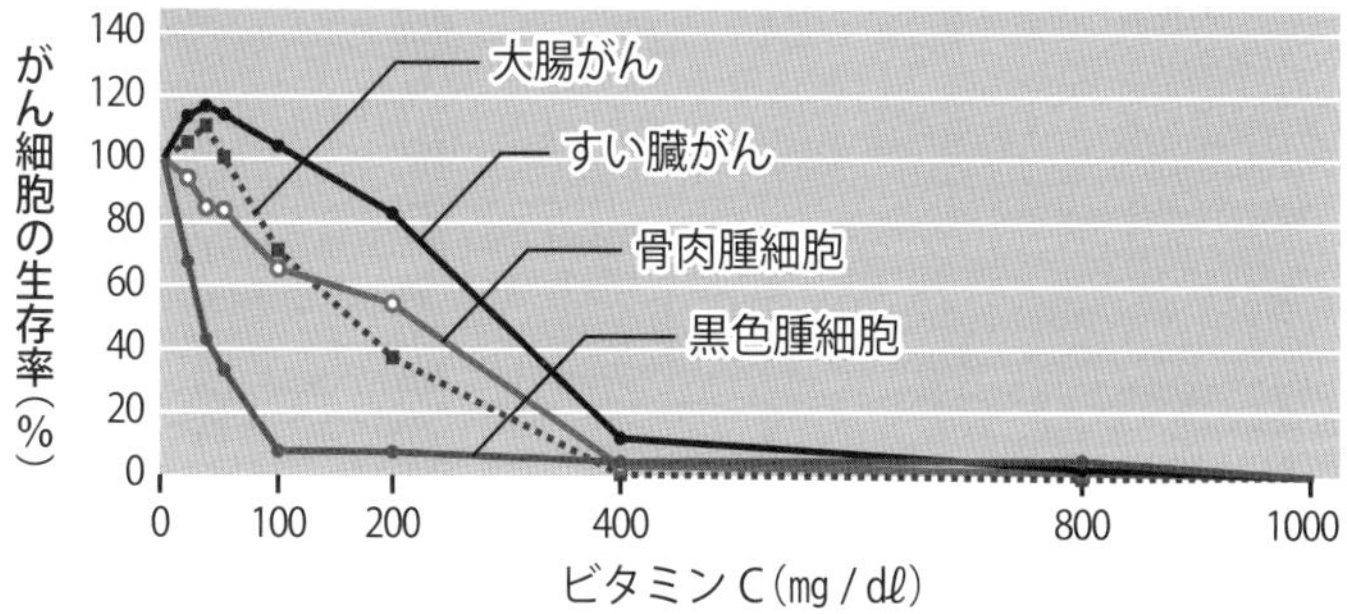

出典：Riordan NH et al. http:// www.canceraction.org.gg/recnac.htm

ビタミンC点滴後の血清ビタミンC濃度

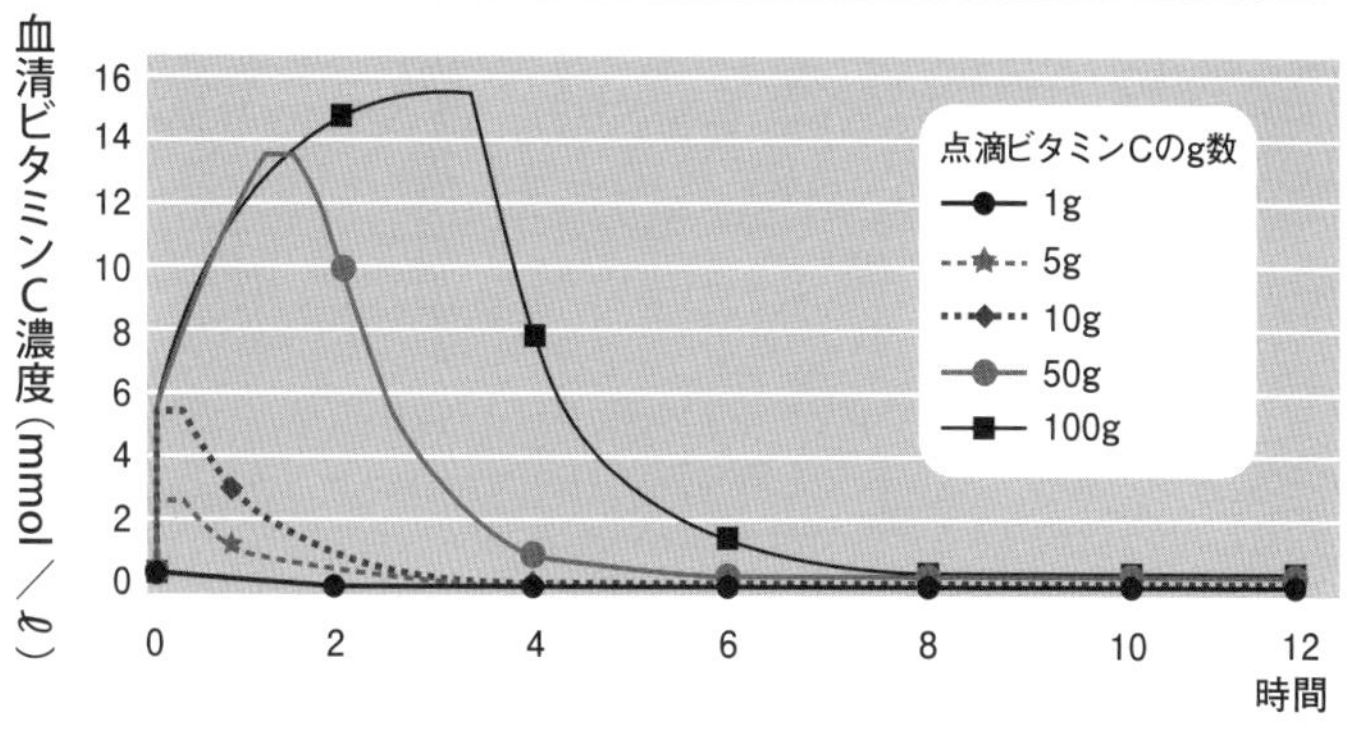

出典：Padayatty SJ et al. Ann Intern Med 140:533.2004 より改変

６つの新ルートで解明！ビタミンCがん細胞を殺すメカニズム

高濃度ビタミンC点滴が〝がんの天敵〟を生む

私が高濃度ビタミンC点滴療法をがん治療に使い始めた当初、ビタミンCの抗がん作用、つまり、「ビタミンCはどのようにがん細胞を死滅させるのか？」は、解明には至っていませんでした。

近年、世界中の医師、専門家が研究論文を相次いで発表し、ビタミンCの複雑な抗がんメカニズムが明らかとなりつつあります。ここでは新たにわかった「がん細胞を殺す６つのルート」について、図解を用いて解説します。

ルート1

ビタミンCが過酸化水素を発生させる仕組み

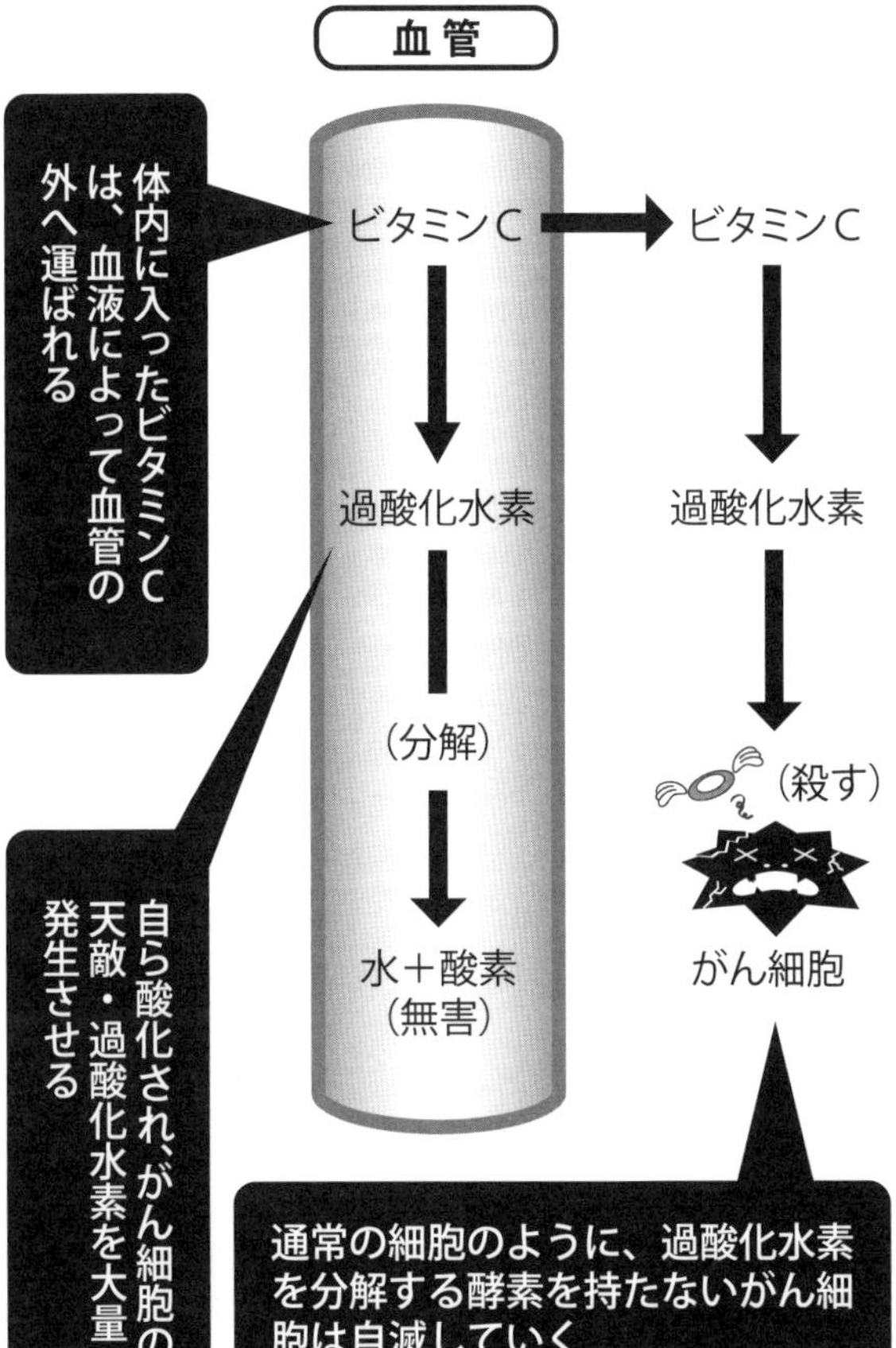

血管
体内に入ったビタミンCは、血液によって血管の外へ運ばれる
ビタミンC
ビタミンC
過酸化水素
過酸化水素
（分解）
（殺す）
水＋酸素
（無害）
がん細胞
自ら酸化され、がん細胞の天敵・過酸化水素を大量発生させる
通常の細胞のように、過酸化水素を分解する酵素を持たないがん細胞は自滅していく

出典：Chen Q et al. PNAS 104:8749.2007 改変

私は患者さんに超高濃度ビタミンC点滴について、次のように説明しています。
「点滴によって血管から大量に入ってきたビタミンCは、化学反応を起こして『過酸化水素（H_2O_2）』という〝活性酸素〟をつくります。これががん細胞に侵入して殺すのです。しかし、過酸化水素は正常細胞が豊富に持っている酵素が中和するので、弊害はありません」

この説明は「ルート1」（140ページの図解）にあたります。基本的に間違っていませんが、最新の考察では、このような単純なメカニズムではなく、複雑で高度な現象が同時に起こっていることが明らかとなってきました。

まずは、ビタミンC抗がんメカニズムの土台となる「ルート1」をひも解いてみましょう。

ビタミンCが体の中に入ると、過酸化水素が増量します。過酸化水素は別名・オキシフルと呼ばれる殺菌剤。つまり、ビタミンC点滴によって増えたオキシフルによりがん細胞が消毒される仕組みです。がん細胞は基本的に、血管内ではなく、血管外に存在しますが、ビタミンCは血管外へ運ばれ、そこで過酸化水素を発生させるのです。

ビタミンCは抗酸化物質なので、自ら酸化される過程で過酸化水素をつくり出します。過酸化水素はがん細胞にとっては〝毒〟であるため、抗がん剤として働くのです。しかし、正常細胞は、過酸化水素などの活性酸素を分解するいくつもの酵素を持っています。なかでも「カタラーゼ」という酵素は、短時間で過酸化水素を無害な〝水（H_2O）〟と〝酸素（O_2）〟に分解します。消毒に使われるオキシフルはブクブク泡が（酸素）が出て、水となりますが、この働きのおかげで正常細胞は害を免れることができるのです。がん細胞はこの酵素をほとんど持っていないため、過酸化水素に触れることで自滅していくわけです。

続いて、ルート1以外の「新ルート」について解説します。

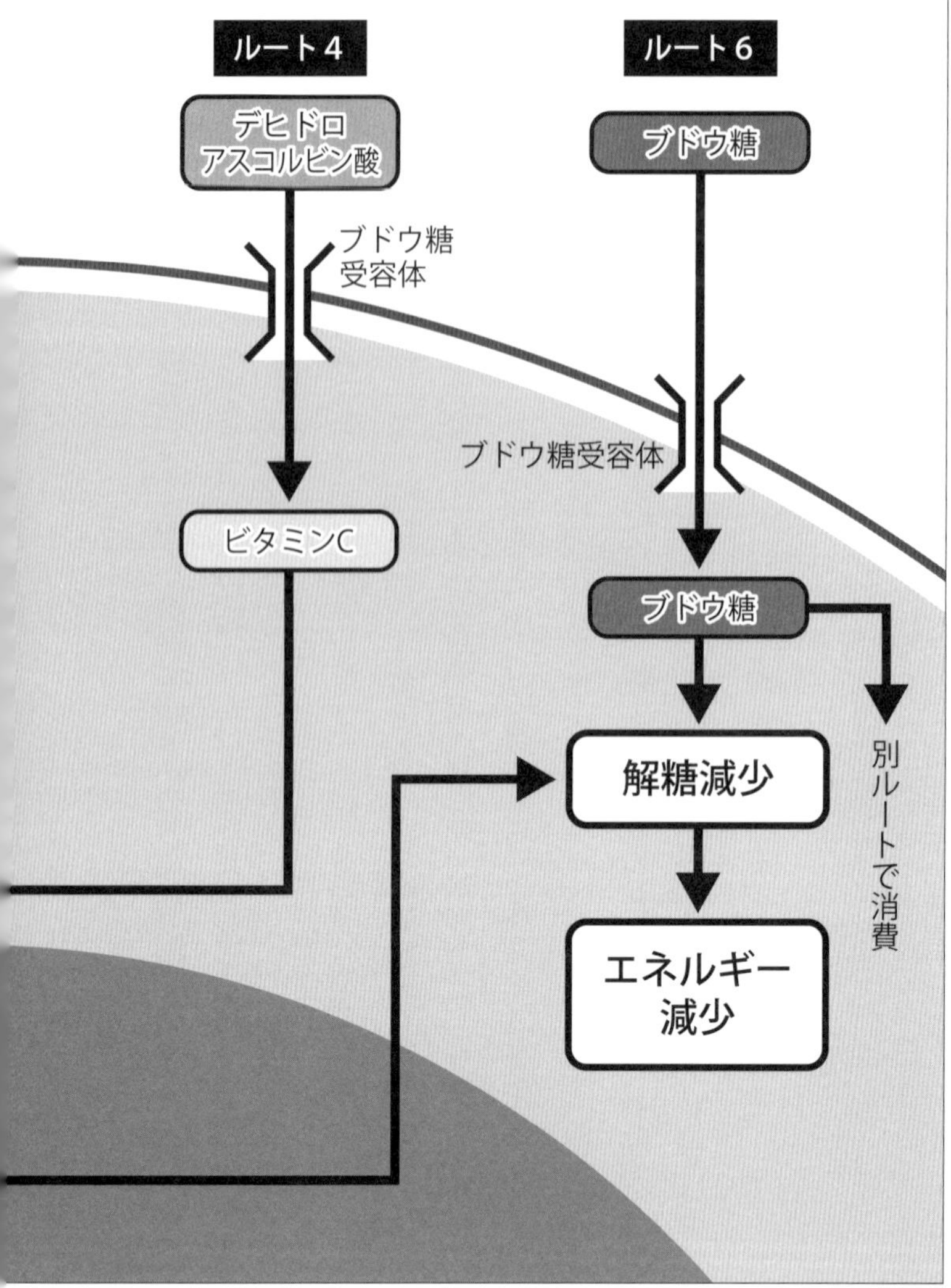
ルート4
デヒドロ
アスコルビン酸
ブドウ糖
受容体
ビタミンC
ルート6
ブドウ糖
ブドウ糖受容体
ブドウ糖
別ルートで消費
解糖減少
エネルギー
減少

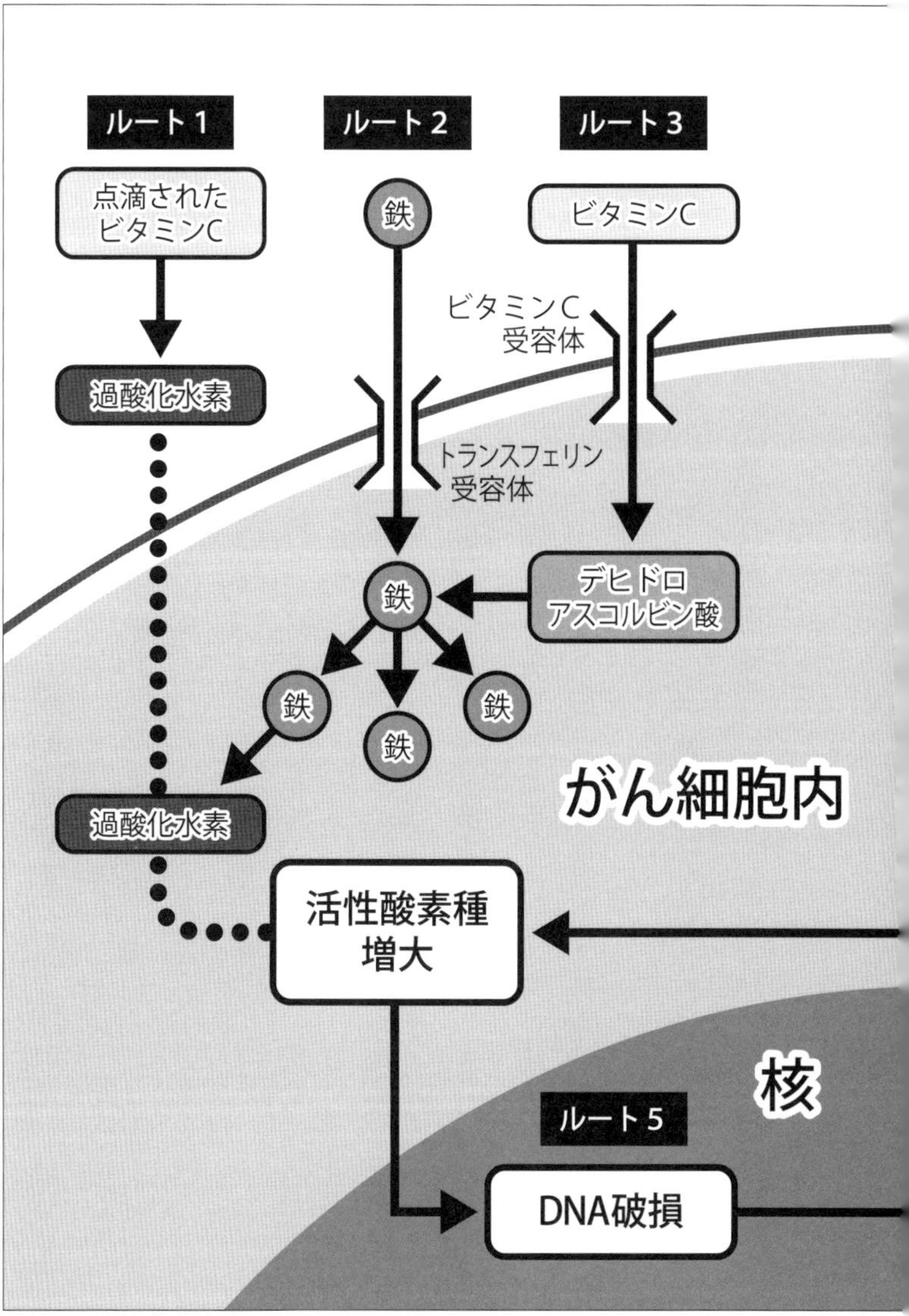

Ngo B et al. Nat Rev Cancer 19:271.2019

ルート
2
がん細胞内に強力な酸化物質・鉄を増やす

たんぱく質と結合した「鉄」が、がん細胞の受容体（細胞表面にある、外界や体内から刺激を選択的に取り入れる物質の総称。レセプターとも呼ばれる）から侵入、がん細胞内に鉄を増やすことで、多くの過酸化水素をつくり出すルートです。

現在ではがん細胞に存在する鉄とビタミンCが共闘し、過酸化水素をより早く、より効率的に増加させる仕組みがわかってきました。

ルート1で述べたように、がん細胞は大量の活性酸素にさらされるとダメージを受けます。

もともとがん細胞は鉄を取り込む性質を持ちます。鉄は強力な酸化物質であり、活性酸素の発生源でもあります。

しかし、どんなに鉄が多くても、単体ではがん細胞は死滅に至りません。現状では、がん細胞が鉄を好む理由は定かではありませんが、がん細胞に何らかの有益な働きをしている可能性も否定できません。がん細胞と鉄を含む金属との関係は、今後の研究で解明すべき課題のひとつといえるでしょう。

ルート3

酸化したビタミンCが鉄を刺激する

ビタミンCが最近発見された専用の受容体を通してがん細胞に入り込むと、デヒドロアスコルビン酸（酸化されたビタミンC、酸化アスコルビン酸とも呼ばれる）に変わります。これが鉄を刺激して酸化を促進、過酸化水素の発生ルートの後押しとなるのです。

ルート1～3の関連を例えていうならば、水量が豊かな川の水車がぐるぐる勢いよく回転するように、連携することで発生スピードがアップ、結果的にたくさんの過酸化水素がつくられるわけです。また、1つのルートが機能しなくても、残りのルートがカバーするメリットもあります。

ルート4

細胞外で酸化したビタミンCの侵入経路

酸化しやすいビタミンCが、がん細胞の外でデヒドロアスコルビン酸に変化すると、ルート3は通過できず、ブドウ糖の受容体を通して細胞内に入ってきます。内部で元のビタミンCに戻り、強力なパワーを持つ「活性酸素種（ROS、活性酸素のかたまりと呼ばれる）」の増大に貢献します。

ルート4は、過酸化水素をつくるという本来の仕事をする前に酸化してしまったビタミンCを導く〝抜け道〟といえるかもしれません。

ルート5

がん細胞の核にあるＤＮＡを攻撃する

ビタミンＣはそれぞれのルートを経て、活性酸素種（ＲＯＳ）を成長させます。がん細胞内の活性酸素種が強大になると、がん細胞の核にあるＤＮＡ（遺伝子）を損傷し、増殖をストップさせる、すなわち、がん細胞を殺すのです。

このルートは放射線や抗がん剤と同じメカニズムですが、ビタミンＣは副作用が起こらないという点で、従来の抗がん剤より優秀といえるでしょう。

ルート５は、ほかと異なる経路を持つルート６につながっています。

ルート6

がん細胞を〝兵糧攻め〟にする

がん細胞はブドウ糖をエネルギーとしていますが、正常細胞が十分な酸素のある環境でエネルギーを得るのに対し、がん細胞は酸素の乏しい状態で代謝をしています。

がん細胞におけるブドウ糖の分解は「解糖」と呼ばれる独特の代謝で行われ、エネルギー産生が少ない分、仲間（細胞）を増やそうとします。エネルギー効率が悪いので、がん細胞が増殖するには、正常細胞の何倍ものブドウ糖が必要となります。

がん細胞は仲間をつくって増殖するため、ブドウ糖を取り入れようと必死。ところが受容体から入ってきたブドウ糖は、細胞内にある別ルートで消費されてしまいます。その結果、エネルギーをつくるシステムの原料が不足＝解糖が減少、がん細胞は増殖ができず、終には死に至ります。このがん細胞を〝兵糧攻め〟にするルートに、ビタミンCが関与しているというのが、近年の見解です。

また、ルート5のＤＮＡ損傷によって解糖の低下を招き、がん細胞死につながると考えられています。

「超高濃度ビタミンC点滴療法」と注目の最新医学ワード

20年来の大トピックス【エピジェネティクス】

「エピジェネティクス（Epigenetics）」とは、遺伝子情報を変えることなく、遺伝子のスイッチをオン・オフにする働きのこと。私の中では間違いなく、ここ10年、いいえ、20年でもっともセンセーショナルな話題です。

遺伝子が同じ一卵性双生児の一人はスリムで病気知らず、もう一人は肥満で持病持ち。この差は環境や習慣によりますが、最近の研究で、健康的な生活が〝よい刺激〟となって、肥満や病気を防ぐ遺伝子をオンに、それらを招く遺伝子をオフにするとわかってきました。食べ過ぎ、タバコにお酒、運動不足、不眠はすべて〝悪い刺激〟となり、真逆のスイッチを押します。これまで散々言われてきた生活習慣を見直す意義も、エピジェネティクスを念頭に置けば、「なるほど」と納得できますね。

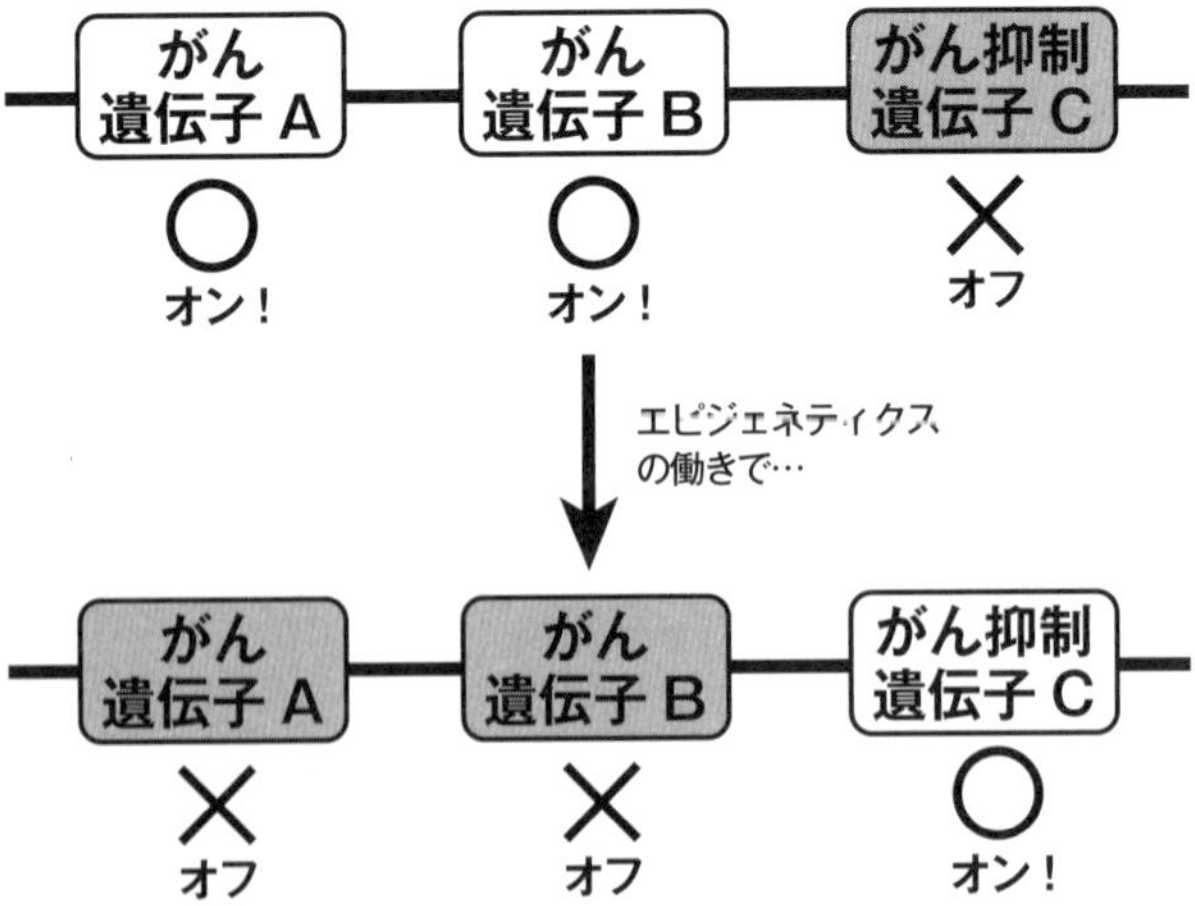

エピジェネティクスががん関連遺伝子スイッチの
オン、オフを切り替え、がんが治りやすく調整する

がんもエピジェネティクスが関係しています。正常細胞では細胞分裂を促進する・抑制する遺伝子が均衡を保っていますが、がん細胞は細胞分裂を促進する遺伝子（がん遺伝子）がオンになっているため、異常な増殖を防ぐことができず、再発や転移が引き起こされるのです。さらに、がん細胞の増殖を抑えるがん抑制遺伝子がオフになっています。

超高濃度ビタミンC点滴は、がん遺伝子のスイッチをオフにし、がん抑制遺伝子をオンにすることで、がん細胞の抑制が可能になるのです。このような抗がん剤は前代未聞です（＊）。

もう10年以上前になりますが、５名のがん患者さんに協力いただき、超高濃度ビタミンC点滴療法直前と30回終了後に、60種類のがん関連遺伝子の発現レベルの変化を調べたことがあります。全員に点滴後に改善傾向がみられたのですが、38歳の乳がんの方は、点滴前はがん関連遺伝子60個の中の14個に異常があったのが、点滴後すべて正常化しました（次頁の表のように点滴前の14個の※印が点滴後になくなった）。これはビタミンCがエピジェネティクスによく作用したとしか考えられません。

エピジェネティクスの〝エピ〟はギリシャ語で「上へ、超えて」、〝ジェネティクス〟は「遺伝子」を意味します。少々アレンジを加えて訳すと、「遺伝子のその上へ」、「遺伝子を一歩先へ」という感じでしょうか。

がん家系は遺伝子に書き込まれた宿命であるとしたら、エピジェネティックは希望。生まれ持ったＤＮＡ（遺伝子の塩基配列）がすべてを決めるのではなく、その後の生き方でいかようにも変えられることを示しています。

（＊）Camerena V et al. Cell Mol Life Sci 73:1645. 2016

超高濃度ビタミンCによるがん治療前後でのがん遺伝子検査結果

治療前

がん遺伝子検査　結果概要

被検者	
生年月日	1971 年 1 月 20 日
性別/年齢	女/38歳
検体採取日	年　月　日

検査ID	MIZ003
検査コース	精査 コース
検査受付日	2008 年 12 月 15 日
検査報告日	2009 年 1 月 13 日
検査機関	株式会社ジーンサイエンス 東京都中央区日本橋小舟町7-2

1）Free DNA濃度解析

検査概要：　Free DNA 濃度解析は、血液中に遊離しているDNA（「Free DNA」）の濃度を測定することで、がんのリスクを評価する検査です。

※担がん患者の場合には、Free DNAの濃度が高い傾向にあります。

Free DNA濃度	14.9 ng/ml

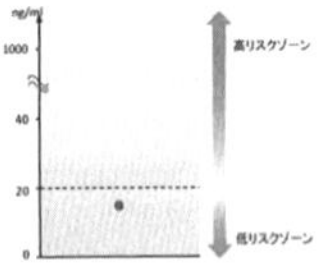

2）遺伝子発現解析

検査概要：白血球の単核球（MNC）画分に含まれる細胞（がん細胞やがん細胞を取り込む貪食細胞が存在する場合、この画分に含まれます）について、がん関連遺伝子の発現レベルを検査することで、がんのリスクを評価する検査です。

※発現比とは、健常者と被検者の発現レベルの比（被検者／健常者）を数値で示したものです。

#	発現比（※）／遺伝子名	基準範囲以内	基準範囲以上			
		2.00 未満	2.00~2.99	3.00~3.99	4.00~4.99	5.00 以上
1	AFP	※				
2	BAGE	※				
3	bcl-2	※				
4	CA-125	※				
5	CALCA	※				
6	CD44		※			
7	CEA	※				
8	CGA	※				
9	c-kit	※				
10	c-met	※				
11	c-myc			※		
12	COX2	※				
13	CyclinD1		※			
14	Cytokeratin - 19	※				
15	Cytokeratin - 20	※				
16	Cytokeratin - 7	※				
17	E2F1	※				
18	E2F3	※				
19	EEF1A2	※				
20	EGFR		※			
21	Evi-1	※				
22	FGFR2 (K-sam)	※				
23	GAGE	※				
24	Gli1	※				
25	GPC3	※				
26	HBV	※				
27	HCCR	※				
28	HCGbeta		※			
29	HCV	※				
30	Her-2/neu	※				
31	HIF-1α		※			
32	HnRNP A2 / B1	※				
33	HPV	※				
34	hTERT	※				
35	HTLV		※			
36	L-myc		※			
37	MAGE - A1	※				
38	MAGE - A12	※				
39	MAGE - A3、A6	※				
40	MAGE - A4	※				
41	mdm2	※				
42	MDR-1			※		
43	MMP-2	※				
44	MMP-9	※				
45	Mucin1	※				
46	Mucin4	※				
47	Mucin7		※			
48	NCOA4		※			
49	N-myc	※				
50	NSE	※				
51	ProGRP	※				
52	PSA	※				
53	PSMA	※				
54	RCAS1		※			
55	SCC	※				
56	survivin	※				
57	Thyroglobulin	※				
58	VEGF-A	※				
59	VEGF-C			※		
60	WT-1		※			

治療後

がん遺伝子検査　結果概要

被検者	
生年月日	1971 年 1 月 20 日
性別/年齢	女/38歳
検体採取日	年　月　日

検査ID	MIZ006
検査コース	精査 コース
検査受付日	2009 年 3 月 4 日
検査報告日	2009 年 3 月 27 日
検査機関	株式会社ジーンサイエンス 東京都中央区日本橋小舟町7-2

1）Free DNA濃度解析

検査概要：　Free DNA 濃度解析は、血液中に遊離しているDNA（「Free DNA」）の濃度を測定することで、がんのリスクを評価する検査です。

※担がん患者の場合には、Free DNAの濃度が高い傾向にあります。

Free DNA濃度	11.9 ng/ml

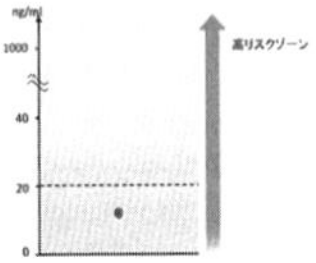

2）遺伝子発現解析

検査概要：白血球の単核球（MNC）画分に含まれる細胞（がん細胞やがん細胞を取り込む貪食細胞が存在する場合、この画分に含まれます）について、がん関連遺伝子の発現レベルを検査することで、がんのリスクを評価する検査です。

※発現比とは、健常者と被検者の発現レベルの比（被検者／健常者）を数値で示したものです。

#	発現比（※）／遺伝子名	基準範囲以内	基準範囲以上			
		2.00 未満	2.00~2.99	3.00~3.99	4.00~4.99	5.00 以上
1	AFP	※				
2	BAGE	※				
3	bcl-2	※				
4	CA-125	※				
5	CALCA	※				
6	CD44	※				
7	CEA	※				
8	CGA	※				
9	c-kit	※				
10	c-met	※				
11	c-myc	※				
12	COX2	※				
13	CyclinD1	※				
14	Cytokeratin - 19	※				
15	Cytokeratin - 20	※				
16	Cytokeratin - 7	※				
17	E2F1	※				
18	E2F3	※				
19	EEF1A2	※				
20	EGFR	※				
21	Evi-1	※				
22	FGFR2 (K-sam)	※				
23	GAGE	※				
24	Gli1	※				
25	GPC3	※				
26	HBV	※				
27	HCCR	※				
28	HCGbeta	※				
29	HCV	※				
30	Her-2/neu	※				
31	HIF-1α	※				
32	HnRNP A2 / B1	※				
33	HPV	※				
34	hTERT	※				
35	HTLV	※				
36	L-myc	※				
37	MAGE - A1	※				
38	MAGE - A12	※				
39	MAGE - A3、A6	※				
40	MAGE - A4	※				
41	mdm2	※				
42	MDR-1	※				
43	MMP-2	※				
44	MMP-9	※				
45	Mucin1	※				
46	Mucin4	※				
47	Mucin7	※				
48	NCOA4	※				
49	N-myc	※				
50	NSE	※				
51	ProGRP	※				
52	PSA	※				
53	PSMA	※				
54	RCAS1	※				
55	SCC	※				
56	survivin	※				
57	Thyroglobulin	※				
58	VEGF-A	※				
59	VEGF-C	※				
60	WT-1	※				

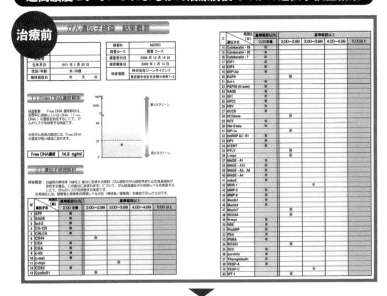

しぶとい〝親玉〟を根絶やしに！【がん幹細胞】

「ＣＴＣ検査」でも重要なキーワードとなっている「がん幹細胞」。その概念が徐々にわかってきました。

がん細胞にも親と子があり、子は親の幹細胞から生み出されます。抗がん剤や放射線は、子を打ち負かせても、親まで攻撃の手が届かず、しぶとく生き延びてしまいます。その理由のひとつに、幹細胞は細胞分裂のスピードが遅いことがあげられます。子であるがん細胞は、正常細胞と比べて分裂スピードが速いことが知られており、分裂時を狙ってＤＮＡを破損させ、細胞分裂を妨害する「細胞障害性抗がん剤」が効果を発揮します。ところが、がん幹細胞は分裂スピードが遅いため、このタイプの抗がん剤が効きづらいと考えられています。放射線も同様で、がん幹細胞の存在が標準治療の大きな妨げとなっています。そして、対抗策はいまだ確立されていません。

超高濃度ビタミンＣ点滴は、従来の抗がん剤とメカニズムがまったく異なるので、幹細胞の分裂スピードに影響を受けません（＊）。

細胞障害性抗がん剤のような切れ味はありませんが、ゆっくりと確実に親玉を根絶やしできると期待されています。私のこれまでの臨床経験から鑑みても「がん幹細胞を殺している！」と感じています。さらに、毒性ゼロの超高濃度ビタミンC点滴は、抗がん剤との併用も可能。副作用も耐性（抗がん剤が効かなくなる）もないので、どっしりと腰を据えて長期戦を闘える体力を温存できることもメリットといえます。

（＊）Satheesh NJ et al. Biomolecules 10:79.2020

エネルギーの源【ミトコンドリア】

細胞の核に存在するミトコンドリアは、ＡＴＰという生きるために必要なエネルギーを生み出す小さな器官。〝人体のエネルギー工場〟と呼ばれています。

最近の研究では、〝ミトコンドリアは〝生〟のみならず、細胞の〝死〟にもかかわり、が

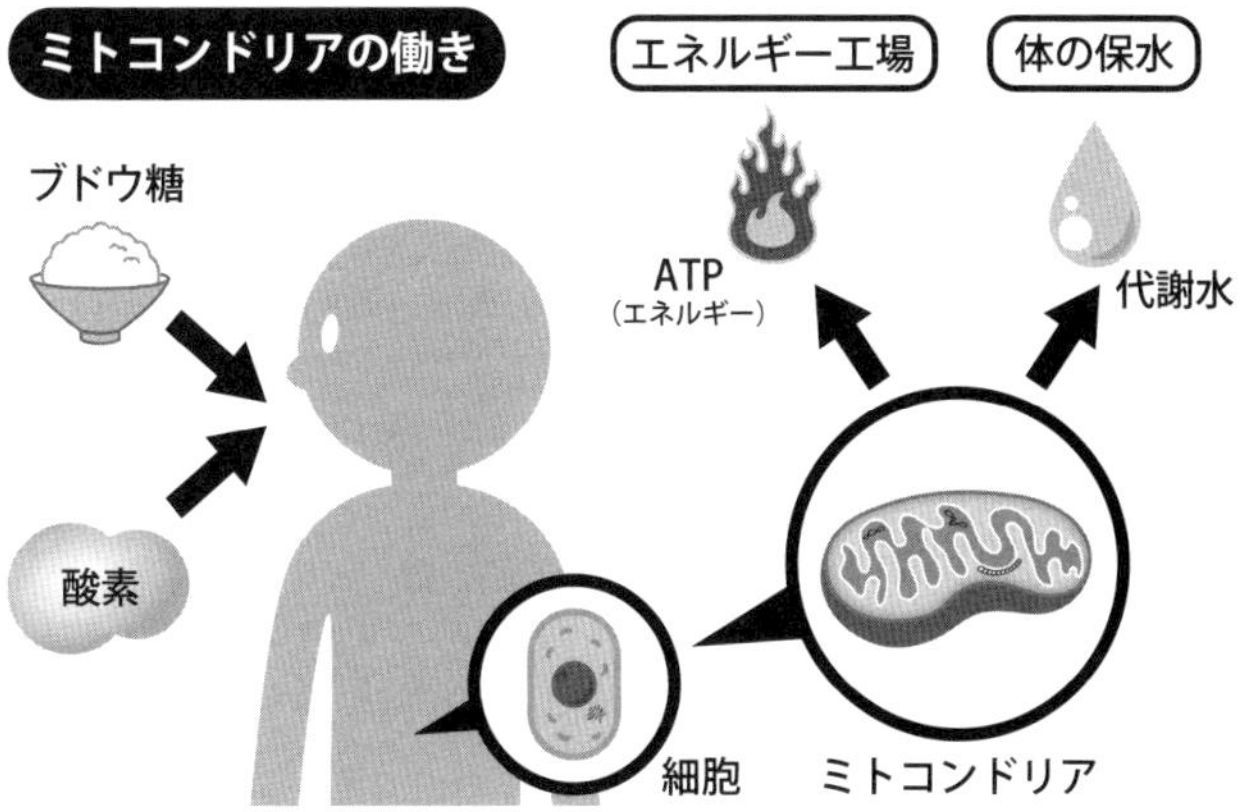

んやパーキンソン病などの発症に関連すると指摘されています。

正常細胞ではミトコンドリアの活性化は健康に寄与しますが、がん細胞のミトコンドリアは、その働きが弱まるほど精力を増し、増殖が促されます。

超高濃度ビタミンC点滴は、がん細胞のミトコンドリアを弱らせ機能を低下させます。すなわち、ATPというエネルギーを枯渇させ、がん細胞を死に導くのです(*)。

(*) Bakalova R et al. Oxide Med Cell Longev Article ID 1504048. 2020

抗がん以外も！ 多彩な働きに注目「ビタミンC」の7大効果

はるか昔、ビタミンC欠乏は命にかかわる大問題

ビタミンCは私たちの体に不可欠な栄養素であり、摂らずにいると、極端な話、死んでしまいます。不足すると、まず「壊血病」にかかります。現代では見られない疾患ですが、全身からの大出血、骨折、感染そして昏睡、ついに死に至る恐ろしい病気。1700年代には長い航海などで野菜不足になると起こることがわかっていました。その後も犠牲者は後を絶ちませんでしたが、1928年、アルベルト・セントジェルジ博士が牛の副腎から純粋なビタミンCの分離に成功、この発見によりノーベル賞を受賞しました。

1日わずか5㎎のビタミンC摂取で壊血病の予防ができると判明しましたが、そもそも栄養素の必要量には個人差があり、環境でも異なります。

厚生労働省のビタミンC推奨量は1日0・1g。これは壊血病を防ぐ最低レベルの量であり、その人が健康を維持できる理想量には大きなギャップがあるといえます。

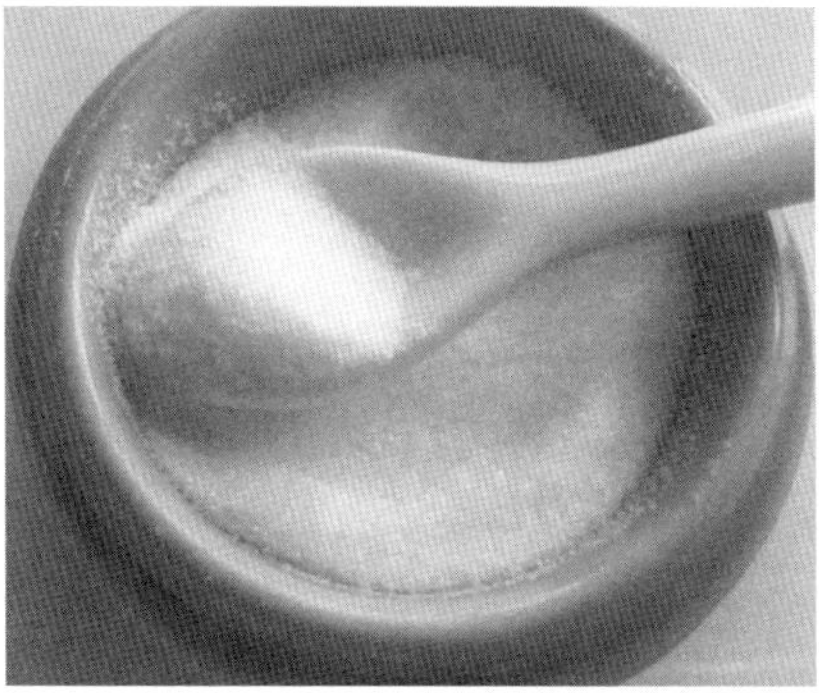

【ビタミンC】
別名・アスコルビン酸と呼ばれる水溶性・弱酸性・白～やや黄色を帯びた結晶。人間は体内で合成できないため、摂取しないと生命を維持できない。不足により脱力や貧血、体重減少のほか、皮膚や粘膜、歯肉から出血、傷の治りが遅くなる、感染への抵抗力が落ちるなどの症状が現れるが、補給によりすぐに回復するのが特徴。現在、ビタミンC関連の論文数は6万件以上、研究者にとっても魅力的な栄養素といえる。

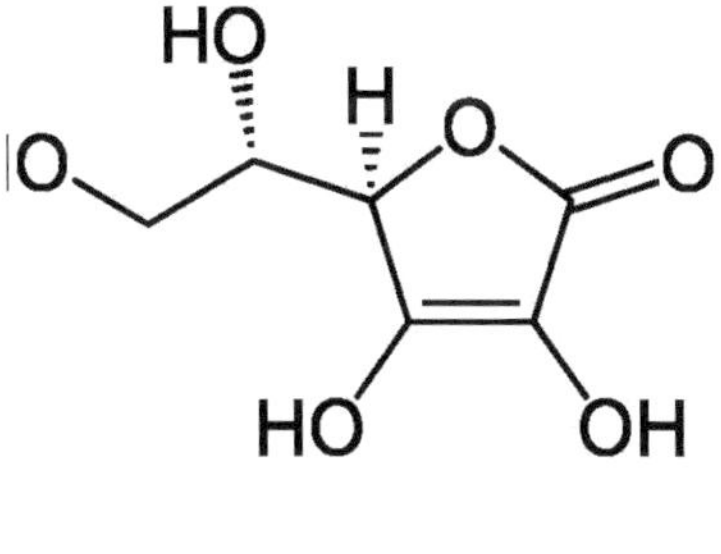

7大効果❶ 体にやさしい〝天然の抗がん剤〟

天然の抗がん剤と呼ばれる所以は、ビタミンCはもともと私たちの体内ある天然物で、一般の抗がん剤のような化学物質ではないから。そのため、点滴しても安全性が極めて高く重篤な副作用もありません。標準治療と併用できる点も魅力です。

私のクリニックではがん患者さんの7割が抗がん剤と併用されていますが、間違いなく抗がん剤がよく効いています。ビタミンC自体が抗がん剤ですから、相乗効果が出るのも当然でしょう（＊）。

ビタミンCは血液を介し、あらゆる部分に入っていきます。骨にも、腹膜にも、脳にも、がんがどこに逃げようとも見逃さずに追いかけていきます。血液中に過酸化水素が発生するため、血管内を流れる白血病細胞にも有効。白血病細胞をつくり出す骨髄にも入りこみます。この作用によってリンパ節転移が縮まった症例も多く、リンパ管を介してリンパ節にもビタミンCが入っていくことがわかります。

（＊）Hoffer LJ et al. PLos One 7:10. 2015

白血球中のビタミンＣ濃度とがん治療

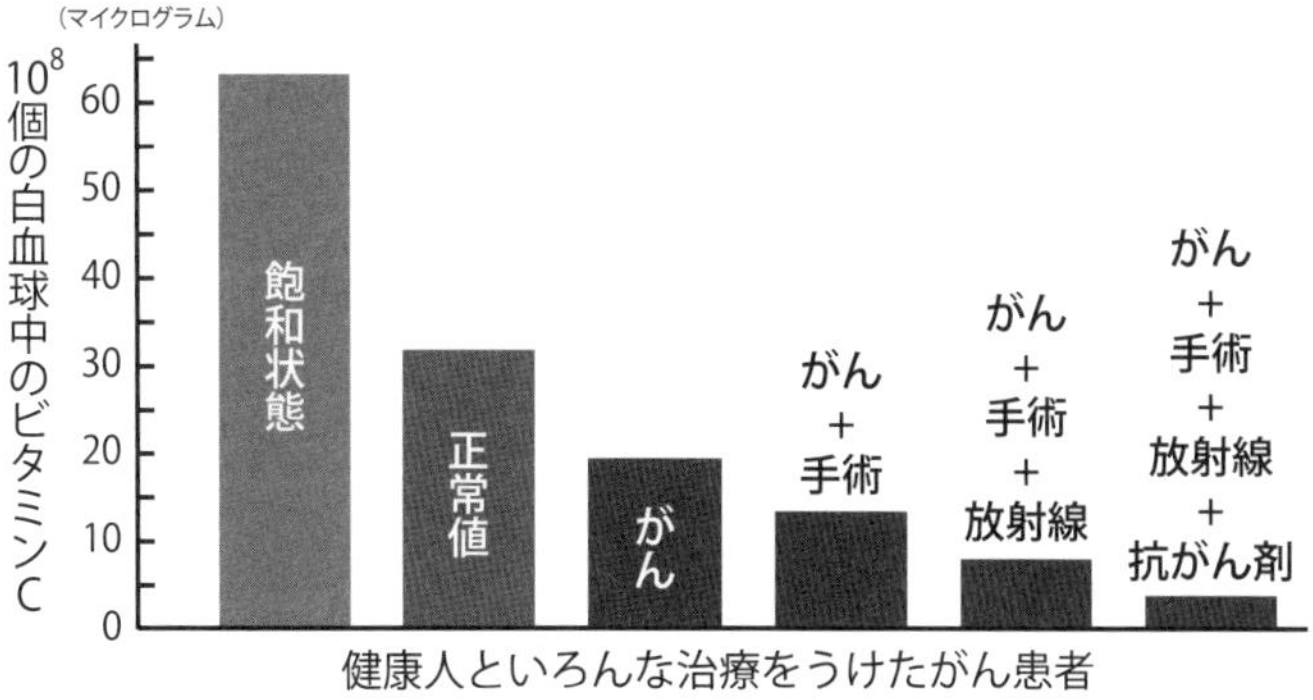

出典：Pauling L.et al. Cancer and VitaminC.P125.1993

7大効果❷ 免疫機能を活性（免疫賦活）

免疫機能にかかわるキラーT細胞、ヘルパーT細胞、メモリーT細胞、NK細胞、B細胞は、血液中にビタミンCが多いほど、機能が高まることがわかっています（＊）。

ユーアン・キャメロン医師らは、白血球中のビタミンC濃度を測定し、がん患者さんは血清ビタミンC濃度が極めて低いことを突き止めました（上のグラフ参照）。

がん細胞が成長するとき、体からビタミンCを奪うため、がんが広がれば広がるほど減少しています。

そこに手術・抗がん剤・放射線の標準治療が

加わると、さらに減ってゼロに近づきます。そのため、がん患者さんは例外なくビタミンC欠乏状態。健康な人なら毎日10g摂れば、2週間以内に飽和状態となりますが、消耗がひどいと食事だけでは追い着きません。不足分をビタミンC点滴やサプリメントで補うことは理にかなっているのです。

私のクリニックの患者さんは、「風邪をひきにくくなった」とおっしゃいます。家族がインフルエンザにかかっても、がん治療で免疫力が低下しているはずの患者さんだけ免れたというケースもよくあります。実は、がんの死因の3分の1は感染症。免疫低下による肺炎が命取りになることも。私の臨床経験では、超高濃度ビタミンC点滴を受けている患者さんは、感染症に陥る危険はゼロに近いといえます。

（＊）Gorkom GNY et al. Antioxidants 7:41. 2018

7大効果❸ あらゆる臓器に存在するコラーゲンを増殖

体内のたんぱく質の3割を「コラーゲン」が占めます。サプリメントでも摂取できますが、消化管で分解するので体のコラーゲンが増えるという科学的根拠はありません。しかし、ビタミンCを点滴すると確実に増えます。ビタミンCはコラーゲンの原料となるからです。コラーゲンはまた、がん細胞の周りを固めて、飛び散らないようガッチリ捕まえ、抑え込む役割を担っています。ポーリング博士はこれを「コラーゲンによるカプセル化」と呼んでいます（＊）。

がん細胞は増殖するとき、その包囲網を破って大きくなるので、ビタミンC点滴でコラーゲンを増やし、強固なカプセルで包むことはがん転移防止につながります。

（＊）Pauling L et al. Cancer and VitaminC. P113. 1993

7大効果❹ がんへの血流を妨害

74ページにあるようにがんが1～2㎜の大きさになると新生血管ができて栄養の取り込みを増やします。

ところが超高濃度ビタミンC点滴療法は、新生血管ができるのを妨害します。いう

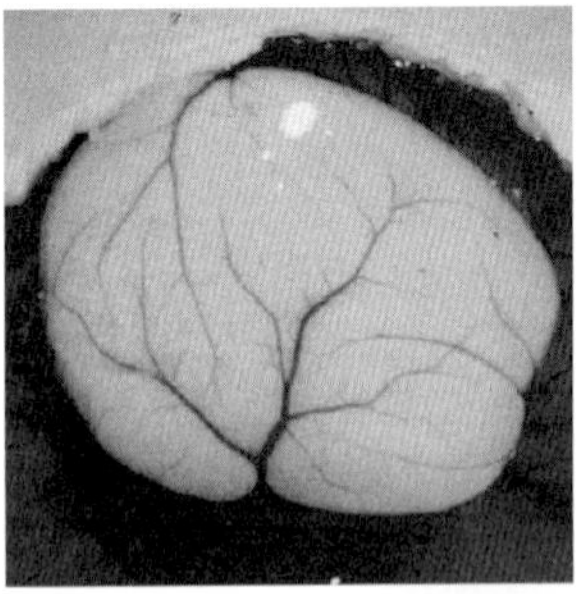

本来の鶏卵を温めて、胎児に新生血管が発生。

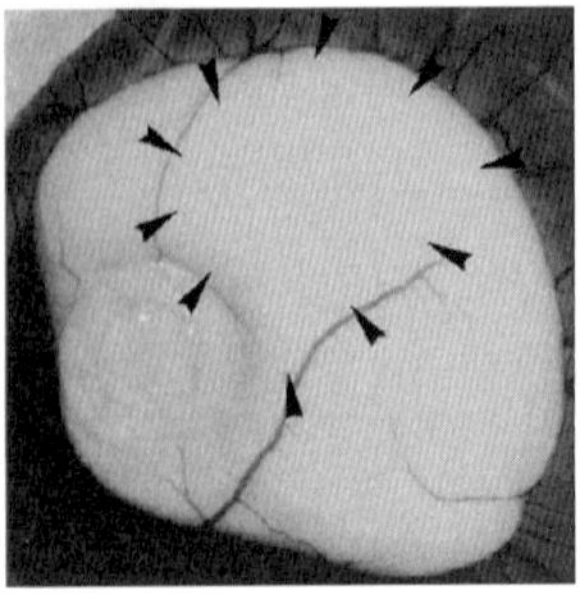

ビタミンCを0.5μmol与えた後、新生血管がなくなっていき、矢印で囲んだところが無血管領域となった。

Ashino H et al. Angiogenesis 6:259. 2003

なれば、がん細胞を兵糧攻めにしようというわけです。

　ある医学研究会のパーティで立ち話をしていた初対面の女性研究者が、私が長年ビタミンC点滴を行っていることをご存知の上で「私がビタミンCの腫瘍血管抑制作用を初めて発見したんですよ」とおっしゃり、びっくりしました。さっそく送っていただいた論文の中の写真が上のものです。

　東海大学血液腫瘍科の川田浩志教授がおっしゃっていたことを思

い出します。マウスに殖えつけた腫瘍は、ビタミンCを血管注射すると腫瘍が蒼白になり、ビタミンCの血管新生阻害作用がすぐわかったとのことです。抗がん剤として頻用されているアバスチンのような腫瘍血管阻害剤のナチュラル版を私たちは入手しているのです。

7大効果❺ 排毒作用で〝化学物質漬け〟から脱出

大気汚染、食品汚染、魚から入る有機水銀など、日本人のがんの背景には、世界有数の化学物質汚染があります。それらが遺伝子を傷つけ、免疫力低下を招く要因です。ドイツのがん医療では、解毒が推奨され、歯の詰め物（アマルガム）を取るようすすめていますが、当事者の私たちは、あまり実感がないようです。

ビタミンCは、体の汚染物質を尿や便から排泄する力（キレート効果）が強いことが、さまざまな研究から明らかとなっています（＊）。また、役目を終えた抗がん剤の体外への排泄の助けにもなります。

「お酒を飲む前にビタミンCを摂ると、酔わない」といわれますが、これはビタミンCがアルコール代謝で生じる、二日酔いのもと「アセトアルデヒド」を速やかに解毒するためと思われます。

（＊）Lopez-Farre AJ et al. Handbook of VitaminC Rereach. P329 . 2009

7大効果❻ 炎症を鎮静

がん進行にともなうつらい痛みの緩和に、ビタミンCが貢献します。ビタミンC自体に直接的な鎮静作用はなく、炎症を鎮める働きによるものと考えられています。

がんは慢性の炎症性疾患なので、がんの現場では、がん細胞とリンパ球とが火花を散らして戦っています。超高濃度ビタミンC点滴療法は、この戦い（がんの炎症）を鎮める効果が認められています（＊）。

頸部のがんのつらい痛みが、数回の点滴でほぼ消えたり、胃がんやすい臓がんのはげしい痛みが治まり、痛み止め（麻薬）を止められた方もおられます。基本的には、消炎効果が高まることで、自然と痛みが落ち着いてくると私は考えています。

（＊）Mikirova N et al. J Transl Med 10:189. 2012

7大効果❼ QOL（生活の質）を改善する

抗がん剤を継続している方々のQOLはほぼ全員悪化しています。しかし、たいていの人はおっしゃいます。

「超高濃度ビタミンC点滴中から体がポカポカしてきて、だるさが減り、家に帰ると元気になる。だからまた来るんです」

以前当院に来院していた43名のがん患者さんに超高濃度ビタミンC点滴後の体調のアンケート調査を行いました。それが次ページの表です。これほど多彩な症状の改善を感じているのです。

日本の60名のがん患者さんの超高濃度ビタミンC点滴療法前後のQOLを比較した

論文（＊）も、15項目のＱＯＬスコアがほぼ改善しています。ちなみに、当院からも3名参加しました。

抗がん剤によるＱＯＬの低下を超高濃度ビタミンＣ点滴療法が改善しているのは、日々患者さんを通して教えられています。

（＊）Takahashi H et al. Personalized Med Universe 1:49.2012

超高濃度ビタミンC点滴療法 アンケート結果

アンケートにご協力いただいた患者様43名

・高血圧が低下した	8人
・血糖値が低下した	2人
・コレステロール値が低下した	6人
・風邪をひかなくなった	20人
・花粉症が改善された	3人
・喘息が治った（症状が改善）	2人
・疲労感が軽くなった	22人
・肌がきれいになった	16人
・しみが消えた	7人
・白髪が黒くなった	5人
・頭髪が増えた	8人

◎その他
・なかなか治らなかった嚥下障害が気がついたら治っていた
・抗がん剤の副作用軽減
・前立腺がんのPSAが下がった
・体調が肉体的だけでなく精神的にも安定している
・体調が良い。元気
・体温が上がった
・食欲が出て体力回復し軽いスポーツもできるようになった
・がんの進行が止まった
・利尿作用があり、快便になった
・低血圧が改善
・手荒れが改善（薬を使用しなくていい）
・検査数値が安定。白血球が上がった

疑問・不安を解決、知れば納得！『超高濃度ビタミンC点滴』Q＆A

Q 超高濃度ビタミンC点滴はどのように行われますか？

２１５ページ以降のリストはＲＧＣＣ社のＣＴＣ検査を行っているクリニックですが、ほとんどが超高濃度ビタミンＣ点滴療法も行っていますから通院しやすい医療機関を選び、お問い合わせください。超高濃度ビタミンＣ点滴だけを受けることができる医療機関のリストも掲載しています。これらの医療機関の医師は、点滴液の濃度調整、点滴のスピードなど、きちんと教育を受け、正しい知識を持っています。

点滴療法の治療の流れは、どの医療機関も基本は同じと思われるので、ここでは私のクリニックのケースをご紹介します。

まずは、お電話・ホームページ（https://www.kenkou-zoushin.com/）から予約を取っていただきます。初回の相談はがんの場合、最低1時間は必要です。今までの治療の経緯をお聞きし、今後の治療についてさまざまな角度からアドバイスさせていただきます。もちろん、超高濃度ビタミンC点滴についても希望の方には詳しくお話します。

次回からの治療を希望される方は、①同意書にサイン（治癒を保証するものではありません）、②必要に応じて血液検査（自費検査）をしていただきます。②は「G６ＰＤ異常症」という酵素の先天異常を調べるもので、25ｇ以上のビタミンC点滴で溶血が起こり、溶血性貧血になる可能性があるとされています。

治療1回目は12・５ｇのビタミンC点滴液を25分、２回目は25ｇを50分、３回目は50ｇを１００分、４回目は75ｇを１５０分かけて点滴します。

４回目点滴終了直後に、ビタミンCの血清濃度を調べ、高い効率でがん細胞を殺す濃度である３５０～４００mg／dℓ以下の場合、次回から25ｇ増量、１００ｇを点滴し、４回目以降も血清濃度を維持できるよう調整しています。

血圧測定後、腕を自由に動かせるように、やわらかい管を静脈に挿入します。点滴

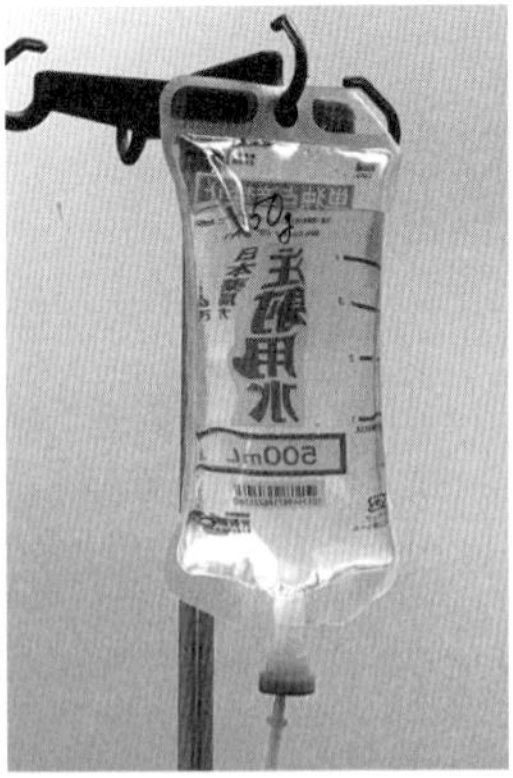

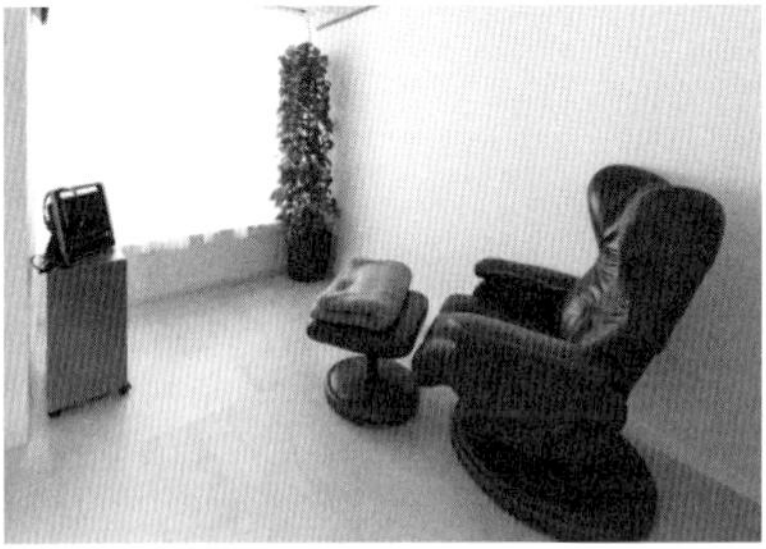

▲リクライニングチェア、オットマン（足乗せ用イス）でリラックスして受けられる（上は個室）。
◀1バイアル25gの点滴液を使用。安全を考慮し、防腐剤不要のため冷蔵で保存。

はリクライニングチェアに座って、リラックスした状態で行います。本を読んだり、ヘッドホンで音楽を聴いたり、お隣の人と静かにおしゃべりを楽しむスペースを利用したり、自由に過ごされています。トイレは点滴したまま入れるので、点滴中は水やお茶、コーヒーなど、十分な水分補給をしてください。軽食をとられてもかまいません。

点滴と合わせ、毎日ビタミンCを3〜4g、2〜3回に分けて食後に服用いただきます。ビタミンCは大量に内服しても副作用の報告はほとんどなく、安心です。

Q 超高濃度ビタミンC点滴の副作用はまったくないのでしょうか？

世界中の半世紀におよぶ歴史を考えると、安全性が確立されているといえます。しかし、まれですが、軽度の副作用が出ることがあります。

・アレルギー……ビタミンCは体内にある成分なのでアレルギーは起こり得ませんが、私の患者さんで薬物過敏症があり、点滴のたびに全身に湿疹が出る方がおられました。原因はビタミンC自体ではなく、原料のトウモロコシがごく微量残存したものと考えられます。別の原料の点滴の用意もあり、安全です。

・脱水……血清濃度を上げるため、限られた時間に多量にビタミンCを点滴するので、軽度の脱水状態になります。これは入浴で発汗し、血液が濃くなるのと同様です。頭がボーッとしたり、ふらつき、嘔吐などがまれに現れるので、点滴前・点滴中に十分に水分を摂ってもらっています。点滴スピードや量を調整することで、症状が治まります。

・点滴中低血糖気味に感じる人がいます。点滴内にはブドウ糖が入っていないので、点滴前に食事を摂ることをおすすめします。

・血管刺激作用……一部の患者さんは、点滴中の血管痛を感じたり、軽度の皮下出血が見られることがあります。これらはビタミンCが弱酸性であること、一過的な過酸化水素の発生で血管が刺激される、高濃度のビタミンCが毛細血管を浸透してしまうなどが原因と推測されます。まったく危険ではないので、ご安心ください。

また、ビタミンCの大量摂取は、「腎結石（大半がシュウ酸カルシウム結石）ができやすくなる」という説がありますが、証拠はなし。ビタミンCは代謝されてシュウ酸に変化することがあるためですが、実際にビタミンC点滴後に尿中のシュウ酸は増えません。この15年間、当院でも腎結石の報告はありません。

Q 超高濃度ビタミンC点滴ができない人、効果がでにくい人はいますか？

ビタミンC点滴製剤には医学的理由でナトリウムが加えられていますので、超高濃度ビタミンC点滴療法によって、体内に水分とともにナトリウムが入ってきます。むくみのひどい人、腹水や胸水のある人、うっ血性心不全、腎機能の悪い人は、大半の人が水分や塩分の制限をしているはずですので、医師とよく相談してください。

定期的にビタミンC点滴を行っていても、効果が出てない人のほとんどは頻度が足りないと思われます。米国では、がんの人は最低週2回、重症者は週5〜7回の点滴がすすめられています。抗がん剤治療と併用されている場合、抗がん剤自体の耐性のために、がんが大きくなってしまうことがあります。ビタミンC点滴の回数を増やし、可能ならば、抗がん剤を変えてもらいましょう。また、抗がん剤治療では、大きいがんほど効果が出にくい傾向があるように、がんの固まりが小さいほど、抗がん剤としてビタミンCが効きやすいので、効果の出方が早いのです。大きながんに対しては、抗がん剤や放射線の併用、温熱療法などを組み合わせるのも良策です。

Q 超高濃度ビタミンC点滴のデメリットはありますか？

あえてあげるなら、がんに対する効果の出方が遅いこと。私の長年の臨床経験では、25～30回の点滴治療で手ごたえが出ることが多いのですが、がん患者さんは例外なくビタミンCが欠乏しているので、全身37兆個の細胞すべてをビタミンCで満タンにするには、それだけの時間を要するのです。もちろん効果には個人差があります。

ここからはがん細胞の増殖スピードとビタミンCの殺傷能力のせめぎ合い。がん細胞を100万個殺して、50万個しか増えなければ、半減ですが、敵はけっして増殖を止めません。回数を増やせば、それだけ有利となるわけです。時折、50回、100回と点滴を続けているうち、がんの懐死がわかり、驚かされる症例もあります。

健康保険が効かないことは、もう一つのデメリット。自費治療なので50ｇのビタミンCで2万円ほどかかります（医療機関によって差がある）。がん治療では経済的な影響は無視できません。回数を増やせば、その分、負担も大きくなりますが、より良い効果も期待できます。

期間を限定してもいいので、効果が出るまで可能な限り頻繁に点滴を受け、効果が出たら回数を減らすという方法も考えてみてください。

●超高濃度ビタミンC点滴でより良い効果を出すポイント

①点滴の週あたりの頻度を多くする

②ビタミンCの血清濃度を高くし、長く持続させる

③抗がん剤が効いている間にビタミンC点滴を併用する

④ビタミンCとともに総合ビタミン、ミネラル剤を内服する

⑤がんが大きい場合、手術や抗がん剤や放射線を併用する

Q 超高濃度ビタミンC点滴は、ウイルスにも効きますか？

50年ほど前に、ビタミンCに抗ウイルス作用があることを世界で初めて発見したのは、当時佐賀大学農学部教授だった村田晃博士（＊）。のちに、彼が発表した論文をビタミンC療法の生みの親・ポーリング博士が読み、米国のライナス・ポーリング研究所に招かれ、2年間共同で研究生活を送る栄誉を得ました。

そして、この日本人学者の先見の明は、半世紀を経た現在、ビタミンCが世界を席巻する新型コロナウイルスへの強力な武器となることを示唆しています。

ビタミンCの抗ウイルス作用は強大です。超高濃度のビタミンCを点滴することで、高濃度のビタミンCを取り込んだリンパ球が、がん細胞をも殺す活性酸素である過酸化水素を放出し、ウイルス感染細胞ごと破壊します。リンパ球のウイルス攻撃を例えるなら、火炎放射器で大量の過酸化水素をズバッと放出し、焼き尽くすかのよう。

すでに米国や中国をはじめ世界各国で、新型コロナウイルスによる肺炎患者さんに超高濃度ビタミンC点滴が用いられ、驚異的な成果が出ていると報告され、研究論文も多数発表されています。しかしながら、日本の医療現場ではまったく無視されているのは残念でなりません。

将来、脅威となるであろう、第2、第3のコロナウイルス型感染症に対する備えとしても、超高濃度ビタミンC点滴への期待は高まる一方です。

次の章では、私のクリニックで超高濃度ビタミンC点滴療法を行っているがん患者さんの体験談を紹介します。

私の診察は問診1割、残りは総合的ながん戦略会議。がん闘病中ですから楽しい会話ばかりではありません。ときに愚痴や弱気が顔をのぞかせることもありますが、みなさん、がんと真っ向から向き合っておられます。患者さんの笑顔は私のパワーの源です。その体験談は、きっと、がんと闘うみなさんへ勇気を与えてくれるでしょう。

（＊）村田晃・蛋白質核酸酵素 20:593.1975

3 『がん闘病を語る』の章

——超高濃度ビタミンC点滴の体験談

体験談

抗がん剤の副作用が激減！ステージⅣの中咽頭がん、前立腺がんが克服できた！

東京都
髙井達夫さん（87歳）

抗がん剤・放射線治療の副作用でたいへんな目に!!

「なんだかのどの調子が悪いな、痛みもあるな」と気になってかかりつけの医師に話したところ、すぐさま耳鼻咽喉科へ行くようすすめられました。

耳鼻科の医師はのどを見るとびっくり。開口いちばん「がんの可能性が高い」といったのです。詳しく調べてもらうと、私は中咽頭がんで、すでにステージⅣに進んでいることがわかりました。手術をするか、しないか。当時80歳を超えていた私にとってそれは大問題でした。担当医によると、「手術したら体への負担が大きすぎて、そのせ

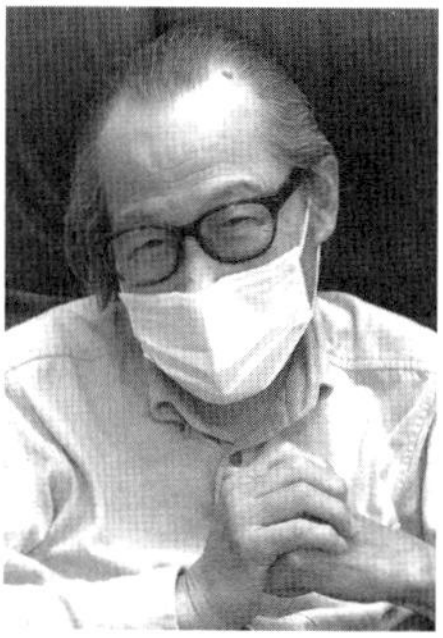

超高濃度ビタミンＣ点滴のおかげで、シワが少なくつやつや美肌！ インフルエンザはもちろん、風邪もひかずに健康キープしている髙井さん

いで死ぬかもしれない」とのこと。そこで、手術は行わずに抗がん剤と放射線で中咽頭がんを治療することになったのです。手術よりも体への負担が軽いといわれた抗がん剤と放射線治療でしたが、それがなかなか手強い。吐き気や食欲不振といった副作用に加え、のどの痛みや腫れがひどくて食べものが飲み込めないという状況が重なりました。私はげっそりやせ細り、体力もガクッと落ちてしまいました。鼻から管を入れて栄養を摂らなければならないほどで、家族もとても心配したようです。

そんな折、知り合いが「超高濃度ビタミンC点滴」のことを教えてくれました。私と同じく中咽頭がんになった方がこの療法でよくなったと聞き、ためしに受けてみることにしたのです。最初は12・5gからスタートし、点滴量を徐々に増やしていきました。

そのおかげか体の調子もよくなって体力も回復。ところが今度は前立腺にがんがあることがわかったのです。前立腺のがんは中咽頭がんの転移ではなく、まったく別ののことでしたが、こちらも放っておくわけにはいきません。やはり放射線治療を行うことになり、またもやつらい副作用が起こるかも……と覚悟をしました。

しかし前回の治療時とは打って変わって、今度は副作用にほとんど悩まされることがありませんでした。無事に予定の治療をまっとうできたのは、やはり超高濃度ビタミンC点滴を受け続けていたからだと思います。

現在、のどにも前立腺にもがんはなし。定期検診でも異常なし。再発の兆しもなし。当初は毎日のように通っていた超高濃度ビタミンC点滴も、今は月に3回ぐらいをめどに健康維持とがん再発防止のために受けています。風邪をまったくひかないうえ、肌つやがよいとよくほめられます。「手にシワがない」とよく驚かれるのですが、これも超高濃度ビタミンC点滴の効果だと思っているんですよ。

高井さんは鉄腕アトムの主題歌を作曲された著名な音楽家。私も趣味でチェロを弾くので、いつも音楽談議に話が咲きます。初診時はお体がつらそうでしたが、お元気になられ本当に幸いです。細胞障害性抗がん剤はまさに毒であり、体力を著しく奪いますが、ビタミンCには副作用を制する力があります。優秀な頭脳も冴えたままです。(水上)

体験談

納得できる治療を求め、抗がん剤を拒否 5年以上検査は異常なく、数値も完璧！

神奈川県
荏田さん（67歳）
<仮名>

抗がん剤の副作用で苦しむ、母の姿が忘れられない

子宮体がんと診断されたのは、6年前の秋。不正出血があり、病院での細胞診（病変部の細胞を採取し、顕微鏡で調べる検査）でわかりました。がんの種類は比較的おとなしいタイプとのことでしたが、ステージⅢC2期、5年生存率は60～80％と低くはありませんが、リンパ節への転移もあって楽観できる状況ではありませんでした。

翌月に手術を受けた後、抗がん剤治療をすすめられましたが、一切受けませんでした。実は、私の母が乳がんで抗がん剤治療を受け、そのつらさを見てきました。抗がん剤を拒否したのは、とても前向きで元気だった人が、あれほどしんどい思いをし、気落ちする様子を目の当たりにしたのが大きかったですね。また、今の時代、ネットで医学関係の学会や論文も手に入ります。日本では抗がん剤の専門医が極めて少なく、

荏田さんの点滴記録

期間	点滴量		ペース
2016.2/8〜	12.5g	25g	各1回
	50g	75g	
2016.3/3〜8/25	100g		週1回
2016.9〜2018.8	75g		週1回
2018.9〜2019.8	75g		月3回
2020.9〜現在	75g		月2回

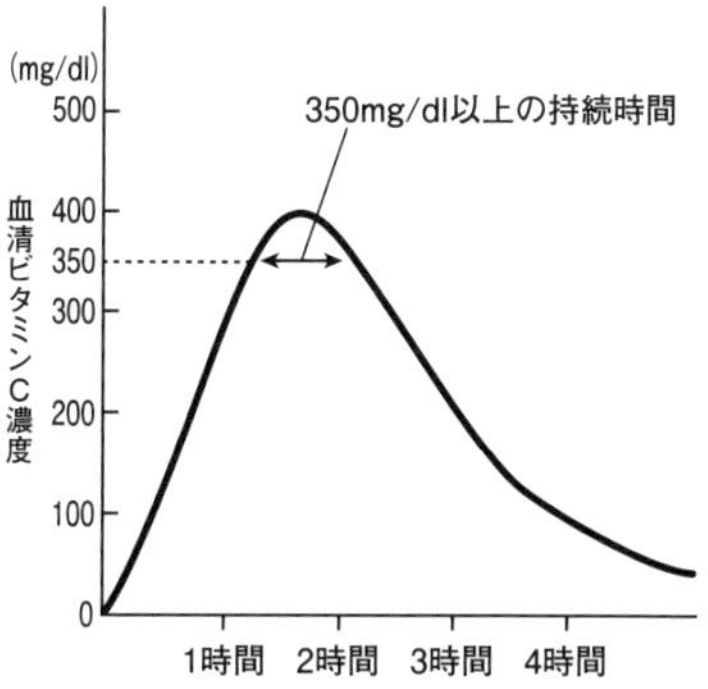

血清ビタミンC濃度350〜400㎎／dℓの維持時間が長いほど、抗がん効果が得られる。

自分に合った抗がん剤の選択がむずかしいことも知りました。こうした情報を集めたうえで、がんを患った私自身が治療法を決めるべきだと思ったのです。

抗がん剤に代わる治療を探していたとき、水上先生の本に出会い、それが私の最終的な意思決定になりました。

最初の診察のとき、「5年生きられたらありがたいのですが」と申し上げたら、「本当に5年でいいのですか?」と笑っておっしゃって、「そうか、私はもっと生きることができる!」と思うことができたのです。水上先生のあたたかいお言葉に救われました。

それから5年、超高濃度ビタミンC点滴療

法を行いました。おかげさまで、3カ月ごとの血液検査、半年に1回のCT検査でもまったく異常がなく、完璧な数値。仕事をしているときは、がん患者だと忘れるほど元気です。もし、抗がん剤治療を受けていたら、仕事が継続できていたかわからないし、家に引きこもって病気（がん）にばかり意識がいって落ち込んでいたかもしれません。

現在は再発予防を考え、月に2回75gの点滴に通っています。点滴をしている2時間半は、本を読んだり、うとうとしたり、心身ともにリラックスできる大切な時間になっています。

がんになっても、見方を変えれば「私はラッキー！」

がんと診断されたとき、われながら冷静だったと思います。「私はがんだから、手術を受けなくてはならない。何日くらいで仕事に復帰できるか。どんな治療をすれば、その後のQOL（生活の質）を維持できるか」をひたすら考えていました。

私はどんな物事にもプラスとマイナスの要因があると考えています。何かあったら、ノートに書き出すようにしています。がんになったときも、「私がなぜがんに!? ステージもかなり進んでいるし、なんて不幸なんだろう」と思いがちですが、別の側面から見れば、家の近くによい病院があった、大学病院から引き抜かれた医師に診てもらえた、たまたまキャンセルが出て、内視鏡手術の名医に執刀してもらえたなど、よい面もたくさんありました。抗がん剤治療を受けずにビタミンC点滴を選んだこと、水上先生にお会いできたことも、「私ってなんてラッキーなんだろう」と。

がんになったのを機に、野菜をたくさんいただく食事に切り替え、体調もすこぶる良好。人間関係も円滑でストレスもなく、本当にラッキーだなと思ってます！

医師がすすめる治療を調べ自分の意思を通したこと、すばらしいと思います。お仕事に全力を集中しておられ、大学教授職は代わりがきかないということも、抗がん剤拒否の理由だったとのこと。がん再発予防ならビタミンC点滴単独でも効果が得られるでしょう。「異常なし」の検査結果をご報告いただくたび、一緒に喜んでいます。（水上）

体験談

放射線治療のせいで間質性肺炎に！打つ手なしの状況をビタミンC点滴で打破

千葉県
杉田さん（73歳）
<仮名>

長年の喫煙が原因で小細胞肺がんに

自分ががんであることを知ったのは2011年の5月のことでした。肺のCTを撮ったところ、右肺の中央上部に1・5㎝ほどの影が発見されたのです。腫瘍マーカーにも異常があって組織検査を受けたところ、小細胞肺がんであることが判明しました。

肺がんになった原因はたぶん喫煙だと思います。肺に痛みを感じるほどのヘビースモーカーで、1日3～4箱のタバコをぷかぷか。体に悪いとわかっていたものの、長年の習慣でずっと止められずにいたのです。

小細胞肺がんは進行が早く、転移もしやすいやっかいながんだそうです。私の場合もステージⅢでリンパ転移も認められ、がんの大きさもかなり大きいとのことでした。手術がむずかしいがんとして知られる小細胞肺がんですが、私の場合も手術はできる状況ではありませんでした。医師からも5年生存率は、5～6人に1人といわれ、大ショックでした。

手術はできずとも小細胞肺がんには放射線治療がかなり有効だそうです。一縷の望みをかけ、「私も放射線で治療を！」と思ったのですが、なんと私の場合、がんが大きすぎて放射線治療も無理だとのこと。まずは抗がん剤でがんを小さくしなければならなくなりました。

同年の10月。抗がん剤治療で、ようやく放射線治療が可能なまでにがんが小さくなりました。そこで、30回を予定に放射線治療も開始。抗がん剤と放射線による治療は順調に進み、3クール目でがんが如実に小さくなったことが確認されました。ところが、「これでどうにかなるな」とホッと一息をついた2011年の暮れ、突然の高熱が私を襲ったのです。

放射線で肺が損傷！　治療を断念…

年明けに病院で詳しく調べたところ、私の肺は放射線が効きすぎて甚大なダメージを受け、「間質性肺炎（※1）」になっていることがわかりました。医師からは「このまま放射線治療を続ければ、肺がダメになる」といわれ、頼みの綱であった肺への放射線治療は断念……。その後、脳転移が認められ、脳への放射線治療を10回行い、そこでがん治療は終わってしまいました。

完全に治療を終えることができなかった状況下、再発や転移が恐ろしくどうすればよいのか途方にくれていました。そんなとき、妻が「超高濃度ビタミンC点滴」のことを探し出してくれたのです。

肺にがんを抱えていながら標準治療ができない自分にとって、超高濃度ビタミンC点滴は最適だと直感。以来9年間にわたって定期的に通っています。

うれしいことに、小細胞肺がんの転移も再発も現在まで起こっておりません。間質性肺炎の進行もストップしているよう

間質性肺炎とは（※1）

肺の間質という部分に炎症が起こるなどして肺の繊維が固くなる病気。肺が膨張・収縮しづらくなるため、肺活量が落ちて血液中に酸素が取り込まれにくくなってしまう。呼吸に困難をきたし、最悪の場合は命を失うこともある。

です。抗がん剤や放射線治療を受けると、がんには効果があっても、体はヨレヨレになりますが、超高濃度ビタミンC点滴はがんに効果があり、なおかつ体もどんどん元気になるのです。闘病中は考えもしなかった海外旅行も楽しめるように。ケニアのサバンナで気球に乗ったり、イスタンブールでブルーモスクの美しさをめでるといった思い出ができたのも、超高濃度ビタミンC点滴を受けていたからこそ。今後も定期的に受け続け、元気を保ちたいと思っています。

放射線は有効ながん治療法ですが、杉田さんのように効きすぎる場合もあります。超高濃度ビタミンC点滴は副作用がないうえ、ほぼ誰でもできる治療法で、がん難民となった方を大勢救ってきた実績があります。杉田さんのように人生を楽しみながら、がんがあっても元気に生きる、そんな道も超高濃度ビタミンC点滴は開いてくれます。(水上)

体験談

体力底上げ効果がすごい！ 高齢とは思えない手術後の回復スピードにびっくり

東京都
松本さん（78歳）

自治体の健診で2度もがんが見つかった！

母は66歳で乳がん、71歳のときには肺がんが区の健診で、どちらもステージ1で見つかりました。乳がんは転移がなかったので、温存手術でがんを切除し、放射線とホルモン治療を受けました。その後、喀痰検査で擬陽性が出て、病院で調べてもらったところ、乳がん転移ではなく原発の肺腺がんとわかりましたが、高齢なので様子をみることに。しかし、若干大きくなったことから、手術で区域切除（肺葉のうち、がんが発生した区域を切除する縮小手術）しました。術後は治療をせず、年1回CT検査を受けている状態です。

超高濃度ビタミンC点滴療法を始めたのは、早い時期に見つかったとはいえ、2回もがんになったこと、さらに、すい臓に「ＩＰＮＮ（膵管内乳頭粘液性腫瘍）」という

〝囊胞《のうほう》〟があるとわかったから。がんの再発・転移を防ぐこと以上に、将来がんになる可能性があるすい臓の囊胞が気になり、何らかの対策をしなくてはならないと考えたのです。看護師として抗がん剤治療を受けた人を近くで見てきました。抗がん剤は正常細胞もやられてしまうので、免疫力が落ちてとてもつらそうで、高齢の母には体力的に無理だと感じました。

大手術に耐える体力をつけるために

ビタミンC点滴は2015年4月にスタートしました。当初は100gだったのですが、高齢で疲れてしまうようで、75gを週に1回、今は症状が落ち着いているので、月に3回受けています。

ビタミンC点滴の効果をもっとも実感したのは、経過を見ていたすい臓の囊胞が急激に増大し、手術することになったとき。この年齢で大手術に耐えられるだろうかと不安で、水上先生に相談したところ、「手術前にビタミンC点滴を詰めてやりましょう。手術後もいいですよ」とのことで、術前の3週間は週に3回に増やしました。

がんの種類別3・5年生存率

がんの部位	3年生存率(%)	5年生存率(%)
全体	72.4	66.4
前立腺がん	99.1	98.8
乳がん	95.3	92.2
子宮体がん	85.6	82.2
子宮頸がん	79.0	75.0
大腸がん	78.6	72.6

がんの部位	3年生存率(%)	5年生存率(%)
胃がん	76.3	71.4
膀胱がん	72.3	68.4
食道がん	55.0	45.7
肝臓がん	54.2	40.4
肺がん	51.7	41.4
すい臓がん	18.0	9.8

※3年生存率は平成25年に診断された患者、5年生存率は22年、23年に診断された患者データをもとに算出。
出典：国立がん研究センター（2021年）

手術は無事終わったのはもちろんですが、術後の回復が全然違う！　開腹手術の傷がなかなかふさがらないケースも少なくないところ、傷口がきれいにふさがり、ＩＣＵ（集中治療室）からスムーズに離脱。最低3週間を要する入院もわずか11日で退院でき、普通の生活に戻れました。これには主治医や看護師さんも「すごい」と驚いていましたね。

今あるがんを消したい、がんの転移や再発を防ぎたいとビタミンC点滴をされる方が多いと思いますが、母の体験から、手術前・手術後に体力を引き上げてくれる優れた効果があると感じています。

大病の影響なし!? 若く元気にみられる母

80歳手前での手術ですから、体調が一段落ちたところから戻ってこられないかもと考えていました。ところが、何度も大病をした母は、実年齢より若く見られ、元気そうと言われます。さすがに食事量は減りましたが、免疫力は落ちていないようで、風邪もひかず、新型コロナも心配していないようです。

高齢になれば、誰でも持病の一つはありますよね。病気とうまく共存し、プラス元気をくれるのがビタミンC点滴の〝いちばんの長所〟だと思います。

半世紀前は「がんは一度かかると二度はほぼない」というのが定説でしたが、明らかに転移ではないがんを発症する〝重複ガン〟が散発するようになりました。大病を二度なさった気配のみじんもないにこやかなお母さん。熱く母を想い、最善の手を求めるお嬢さん。魅力的なカップルです。(水上)

体験談

小線源療法と超高濃度ビタミンC点滴で、前立腺がんを徹底的に封じ込めた!!

埼玉県
岡田さん（72歳）
<仮名>

前立腺がんで小線源療法を受ける

私が超高濃度ビタミンC点滴を受け始めて、もう11年ちょっとになります。もう400〜450回は受けている、ビタミンC点滴のベテランです。

そもそも、この点滴を受けるようになったのは、59歳のときに罹患が判明した前立腺がんがきっかけでした。

がんと判明する以前、人間ドックのオプションでPSA（前立腺がんの腫瘍マーカー）検査を受けました。検査の結果は、黒でもなく白でもないグレーゾーンの数値で「要観察」。そこで、近所の医院で定期的にPSAを調べてもらうことにしたのです。

私が幸運だったのは、たまたま家の近所にあった医院の医師が前立腺がんの専門医であったこと。PSAの数値自体はそれほど高くなかったのですが、この医師が、「数値の変動が怪しい。ちゃんと調べた方がいい」と早期で気づいてくれたのです。

生体検査はお尻から針を刺して前立腺の細胞を採取します。この検査が相当つらく、あまりの痛さに「がんのほうがいい」という人がいるほどなのだとか。しかも、3～4回やって成功すればよいほうとも聞き、私も身構えました。ところが、この医師は生体検査の腕前もよくて、最初の1回で見事成功。不安に思っていた生体検査もスムーズに終えることができたのです。

検査の結果は、やはり前立腺がんでした。すぐさま大きな病院で「小線源療法（※2）」という治療を受けることになりました。この治療法を選択するにあたってセカンドオピニオンを受けたいと考えていたとき、たまたま書店で水上先生の著作を目にしたのです。

何かの縁を感じて水上先生に相談をしたところ、「小線源療

小線源療法とは（※2）

放射線を放出する直径１ミリ、長さ５ミリほどの線源チップを前立腺に挿入し、前立腺全体に内部から放射線をあてる治療法。早期の前立腺がんに行われ、手術や外から放射線をあてる従来の放射線治療と治療成績は同程度とされる。

法は術後のQOLが高く、頻尿や尿もれも起きにくい」とのアドバイスをもらい、思い切って小線源療法にチャレンジしたのです。

1年間の治療を無事に終えて定期検査を受けていると、あるとき医師から「数値の動きが気になるので経過観察を」といわれました。がん発見の際にも同様のことを指摘されたことに気づき、あわや再発か！ と、とても心配になりました。

そこでふと思い出したのが水上先生のことでした。何冊か読んだ著作の中で紹介されていた、超高濃度ビタミンC点滴を受けるのがよいと思い至ったのです。

PSA値が下がって効果を確信！

さっそく点滴を定期的に受けるようにすると、PSA値が下がって安定するようになりました。「これはいいぞ」と効果を確信。そのまま、定期的に超高濃度ビタミンC点滴を受ける生活が続くようになりました。

最初のころは期間をおかずに100gの点滴を。徐々に量を減らして2週間おきに75gを。そんな感じで点滴を受け続けて5年が経ち、10年が過ぎ、そして現在に至ります。PSA値は0・012。まったく問題のない数値です。もちろん、前立腺がんの転移や再発は起こっていません。早期発見や小線源療法、超高濃度ビタミンC点滴が受けられたことなど、すべてタイミングがよく、私は幸運だったと思っています。

ちなみに小線源療法を受けた大病院へは、年に1度くらいの割合で長年検査を受けに行っていたのですが、術後10年となった昨年、「もう卒業です。今後は来なくていいですよ」といわれてしまいました。前立腺がんの心配はまったくなくなりましたが、もはや超高濃度ビタミンC点滴は私の生活の一部。これからも続けていくと思います。

岡田さんは治療を受ける際の大病院もご自身で探し、健康増進クリニックへも事前に私の著作を何冊か読んでから来られました。早期発見ができ、術後の負担が少ない小線源治療、超高濃度ビタミンC点滴が受けられたことなどを「幸運だった」とおっしゃいますが、自身の前立腺がんに対して真摯に取り組み、知識を深めることをいとわなかった岡田さん自らが引き寄せたものだと思います。(水上)

体験談

10年以上続けているビタミンC点滴で乳がんの脳転移の不安を払拭できた！

乳がん手術から6年目、頭部MRIに気になる影が……

東京都
吉沢さん（66歳）
<仮名>

42歳で乳首の裏に悪性腫瘍が見つかり、リンパ節に1個の転移があったので、乳房とリンパ節の全摘出手術をしました。ステージ2の乳がんでした。その後、抗がん剤治療を3週間に1回、半年ほど受けましたが、抗がん剤がさほど強くなかったのか、脱毛などの強烈な副作用もなく、ホルモン療法の必要はなかったので、普段の暮らしに戻ることができました。

定期検査を続けて6年目、血液検査で腫瘍マーカーが少々高く、頭部のMRIで側頭部に影があるとわかったのです。当時はまだ珍しかった「ガンマナイフ（放射線の一種・ガンマ線を脳腫瘍などに対し、集中照射する治療装置）」を受けるべく、紹介状を書いてもらいました。

頭部だったので細胞診もできず、がんの転移だったのかは定かではありませんでしたが、経過観察5年目のMRIで頭の同じところに、同じような影が……。今回もそれが前回の治療で壊死した細胞か、がんの再発かはっきりしませんでしたが、少しずつ水がたまって、だんだん大きくなり、それにともない、突発的に口の端にけいれんが出るようになったのです。たまたま友人といたときに発作が出て、外出が怖くなり、メンタルがやられてしまいました。

ビタミンC点滴は私のお守り

引きこもった私を心配し、主人が水上先生の本を持ってきてくれました。先生が病院勤務だったとき一度お会いしていたので、とりあえず話を聞いてもらおうと通院しました。そこで超高濃度ビタミンC点滴療法を週に1回やってみようと決まりました。

2010年4月、54歳くらいだったと思います。それからずっと通院しています。最初の5年間は75gを月に4~5回、15年9月から現在まで75gを月に3回のビタミンC点滴を継続しています。

脳にたまった水を抜くチューブを入れる手術をして10年近く経ちますが、その間、ビタミンC点滴を続けていたおかげか、水がたまることなく、薬（ステロイド剤）も飲まずに済んでいます。口元のけいれんもいつの間にか出なくなりました。乳がんの脳転移であれば、5年生存率がかなり低いので、めずらしいケースだといわれます。ビタミンC点滴のおかげで生活できていると感じています。がんになって23年ですが、今も定期検査を受けています。結果はまったく問題なしですが、いつもビクビク。検査前や疲れているとき、飛び込むようにビタミンC点滴をしています。私にとって生きていくうえでの安心材料ですね！

頭部MRIの影は転移の可能性が高く、それが原因と思われるけいれん発作が診察時に出たこともあり、精神的に落ち込んでおられた時期もありました。それでもビタミンC点滴を継続されているのは、臨床的によくなった実感があるとともに、まじめさと勤勉さのたまものです。けいれんも治まったご様子で、とても経過のよい例といえますね（水上）。

これまでの症例

肝臓転移が急速に縮まり、ほぼ消失！（54歳／男性）

大腸がんで切除手術を受けましたが、発見時には肝臓転移が大きく、「予後はきびしい」と言われていました。案の定、体力が低下し、通院がやっとの状態に。肝臓の動脈に管を入れての抗がん剤治療と合わせ、週３回のビタミンＣ点滴を始めたところ、肝臓転移が急速に縮小し、３カ月後にはほぼ消失。別人のように元気に！

悪性リンパ腫が抗がん剤なしで改善した（45歳／女性）

悪性リンパ腫で抗がん剤治療を受けましたが、脊椎と左仙腸関節部に転移し、関節痛もありましたが、骨髄移植の成功率は３割程度のため、踏み切れずにいました。ビタミンＣ点滴のおかげで、腫瘍マーカーが正常域になり、痛みも治まりました。抗がん剤なしで腫瘍マーカーが下がることはないので、主治医は不思議がっています。

がん闘病中の脳梗塞・心筋梗塞の再発をストップ

がん治療前に脳卒中や心筋梗塞を患った60代、70代で、定期的にビタミンＣ点滴に数年間通われている患者さんのうち、脳や心臓の血管障害を再発している方は皆無！　ある程度の確率で出るはずの再発を防げているのは、ビタミンＣ点滴により起因となる動脈硬化が進行していないからと、私は考えています。

リウマチのつらい痛みが楽になった！

女性に多い自己免疫疾患のひとつ「関節リウマチ」のはげしい痛みに悩む30代女性に、ビタミンＣ点滴をすすめたところ、わずか４～５回で痛みがすこぶる楽になったとにっこり。これはビタミンＣの炎症を鎮める効果によるもの。私の臨床経験からもビタミンＣ点滴は、免疫異常が引き起こす病気全般に有効といえます。

あとがきにかえて

ライナス・ポーリング博士と私

私が大切にしている本の話

私の診療室の本棚には、ある1冊の本があります。40年前に出版された本なので、紙やカバーは変色し、角はすり切れています。小さな文字がぎっしりと並んだ、少々古くさいつくりの本。他人から見れば、ただの古本に見えてしまうかもしれません。

普通、医学に関する本のたぐいは、新しいものほどよいとされているようです。医学の進歩はすさまじく、日進月歩で学説などが変わっていきます。そのため、古い本の情報は使えなくなることも多いからでしょう。しかし、私が大切にしている本は、40年経った今も色あせず、輝き続ける内容を保っているのです。

その本のタイトルは、『がんとビタミンC』。

本書の「はじめに」でご紹介したライナス・カール・ポーリング博士が、医師のユーアン・キャメロン博士との共著として1979年に米国で出版した『Cancer and Vitamin C: A Discussion of the Nature, Causes, Prevention, and Treatment of Cancer With Special Reference to the Value of Vitamin』の日本語版です。

ビタミンCの効能へ光を授け、その可能性の扉を大きく押し開いた本。はじめて読んだときの感銘は、いまだ私の心に強く生き続けています。ポーリング博士の影響を受けた科学者や医学者は世界中にあまたといますが、私もそのひとりです。

ご存命中にお会いすることは叶いませんでしたが、私もまぎれもなく彼の志を受け継ぐ弟子であると自負しています。

1954年にノーベル化学賞、そして1962年にノーベル平和賞を単独受賞したポーリング博士は、アインシュタインと並ぶ20世紀最高の大天才科学者と称されています。

その彼が、一般の人を対象にした書籍『ビタミンCとかぜ』を出版したのは1970

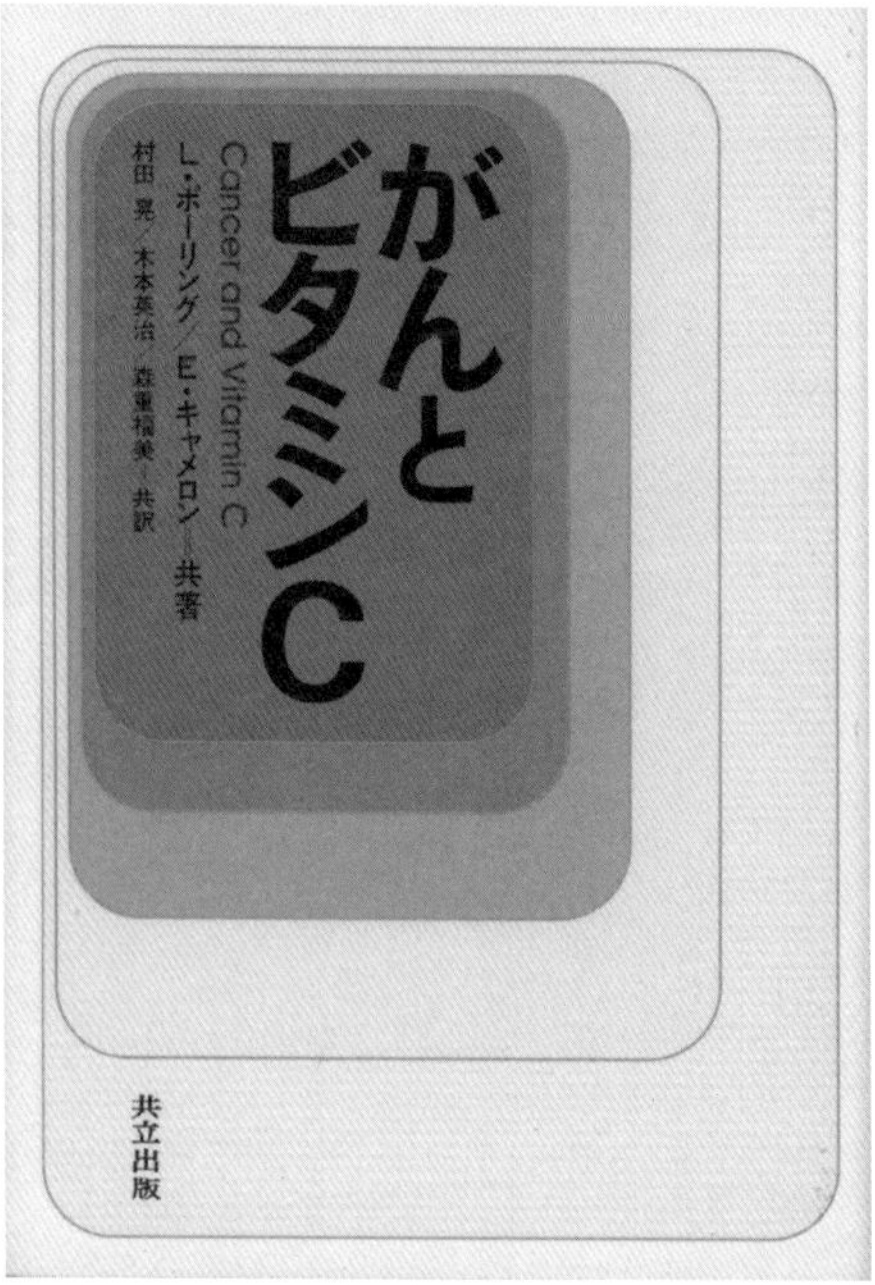

私が所有している1981年（昭和56年）に共立出版社より出版された『がんとビタミンC』（初版）。訳者として名を連ねる村田晃博士や森重福美医師は、日本におけるビタミンC、並びにポーリングに関する研究のパイオニアとして知られる

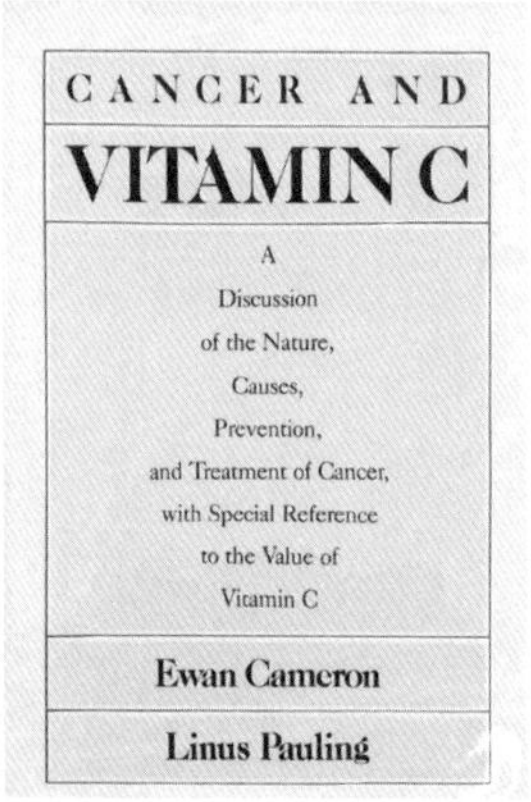

1979年にアメリカで出版された『がんとビタミンC』の原書。当時のアメリカの医学界に大きな衝撃を与えた

年のこと。この本は世界的なベストセラーとなり、一躍ビタミンCへの注目が高まりました。ところが、出る杭は打たれるもの。「科学者が医学の世界へ口を出すな」とばかりに保守的な医学界から批判が巻き起こり、ポーリング博士が提唱するビタミンCの大量摂取は非科学的だと否定されたのです。

それらの声をものともせず、ポーリング博士は医師のユーアン・キャメロン博士と組み、ビタミンCが及ぼす進行がんへの延命効果の研究を始めました。『がんとビタミンC』は7年間に及ぶそれらの研究結果をまとめた本です。がんについての基礎的な知識やさまざまながんの治療法とともに、ビタミンCの多様な働きやがんへの効果、症例などが綴られています。ビタミンCの大量摂取がもたらすがんへの効果を知らしめたこの本は、さらなる大ベストセラーに。世界中のがん患者さんたちがビタミンCを摂るようになり、医師の中にも治療に取り入れる人が現れるようになりました。

2つのノーベル賞を受賞した偉人・ポーリング博士

ここでポーリング博士の経歴をまとめておきましょう。

彼は1901年アメリカのオレゴン州、ポートランドにて生をうけました。10歳のときに父を亡くし、高校時代は家計を支えるためにアルバイトに明け暮れていたそうです。そのため出席日数が足りなくなり、卒業証書をもらえなかったのだとか。苦学しながらオレゴン大学を卒業した後、カリフォルニア工科大学大学院へ。1925年に最優等で同大学院を修了し、物理化学と数理物理学で博士号を授与されました。その後はカリフォルニア工科大学の教授として教鞭をとりながら、分子レベルの化学研究などで多くの業績を上げていったのです。なかにはワトソンとクリック（1962年ノーベル生理学・医学賞）に先んじて、遺伝子のらせん構造の解明に近づきましたが、タッチの差で3度目のノーベル賞を逃しました。そして、1954年に化学結合の概念を提出した業績で、ノーベル化学賞を受賞しました。

ポーリング博士には平和主義者としての側面もありました。第二次世界大戦を機に平和活動に目覚めます。反戦運動の先頭に立ち、核兵器の廃絶を訴えます。核実験に反対する科学者1万人以上の署名を国連に提出したり、反戦の書として名高い「ノーモアウォー」を出版するなど精力的に活動を行います。こうした活動に対し、1962年に2度目のノーベル賞となる平和賞が授けられました。

天才科学者であったポーリング博士は第二次世界大戦中、米国政府の原子爆弾計画の際に化学部門のトップとして招かれたこともあったそうです。しかし、平和主義者であることを理由に辞退したとの逸話も残っています。ポーリング博士の平和活動は、世界的に評価される一方、米国内では反米的と見られることも。共産主義者と誤解され、国際学会へのビザ発給停止や議会喚問といったさまざまな迫害を受けたそうです。長らく籍を置いていたカリフォルニア工科大学も去ることになりましたが、ポーリング博士は屈することなく、その後も研究に打ち込んでいきます。

ちなみにポーリング博士がようやく高校の卒業証書を手にしたのは、実際に高校を出てから45年の時を隔てた後。化学賞と平和賞の2つのノーベル賞を受賞した後だったそうです。

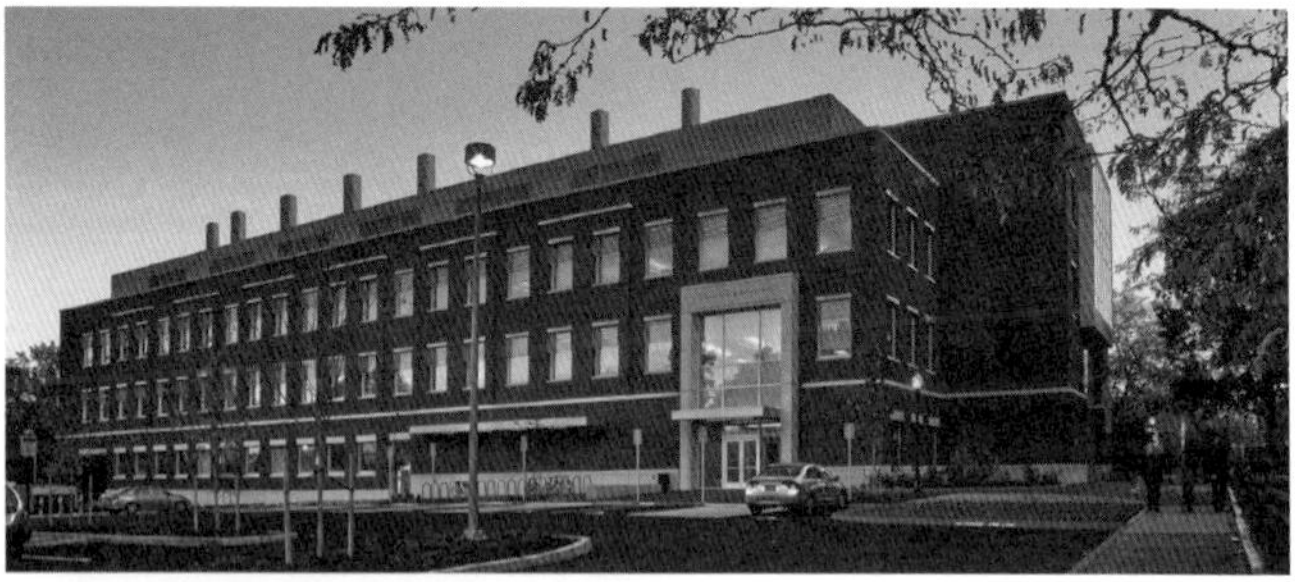

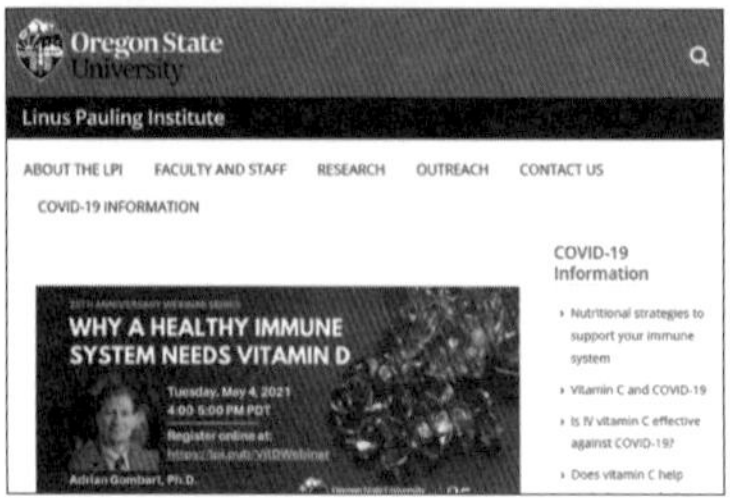

オレゴン州立大学内にあるライナス ポーリング研究所。ホームページではCOVID-19（新型コロナウィルス）に関する情報も積極的に発信している。 https://lpi.oregonstate.edu/

最後はスタンフォード大学の教授となり、その後はライナス・ポーリング科学医学研究所を設立。化学や物理、ビタミンCなどの研究に励み続けて多くの業績を残しました。そして1994年、93歳にして生涯を閉じました。

ポーリング博士は、世界でもっとも著名な科学雑誌の一つである英国のニューサイエンティスト誌で、「史上最も偉大な20人の科学者」として、アインシュタインと共に選ばれた唯一の20世紀の科学者です。また、ガリレオ、ニュートン、アインシュタインに続くこの1000年で最も偉大な学者とも称えられています。

世に優秀な科学者は大勢いますが、一般の人に役に立つ本物の科学情報を発信してくれたポーリング博士ほどの科学者は、他にいないと私は確信しています。

オーソモレキュラー医学とビタミンC

私は本部がカナダにある国際オーソモレキュラー医学会の日本支部の理事を務めています。この医学会は、ポーリング博士が1968年に提唱した「オーソモレキュラー医学」という革新的な医学の概念に賛同した医師のアブラハム・ホッファー博士によって同年に設立されました。現在、傘下には世界21か国の学会が加盟し、ポーリング博士の遺志を継いでオーソモレキュラー医学による治療や予防の普及を目指して、国際的な活動を精力的に行っています。

「オーソモレキュラー」とは、ギリシャ語で「真っすぐにする、正しくする」を意味するオーソ、「分子」を意味するモレキュラーを組みわせたポーリング博士による造語

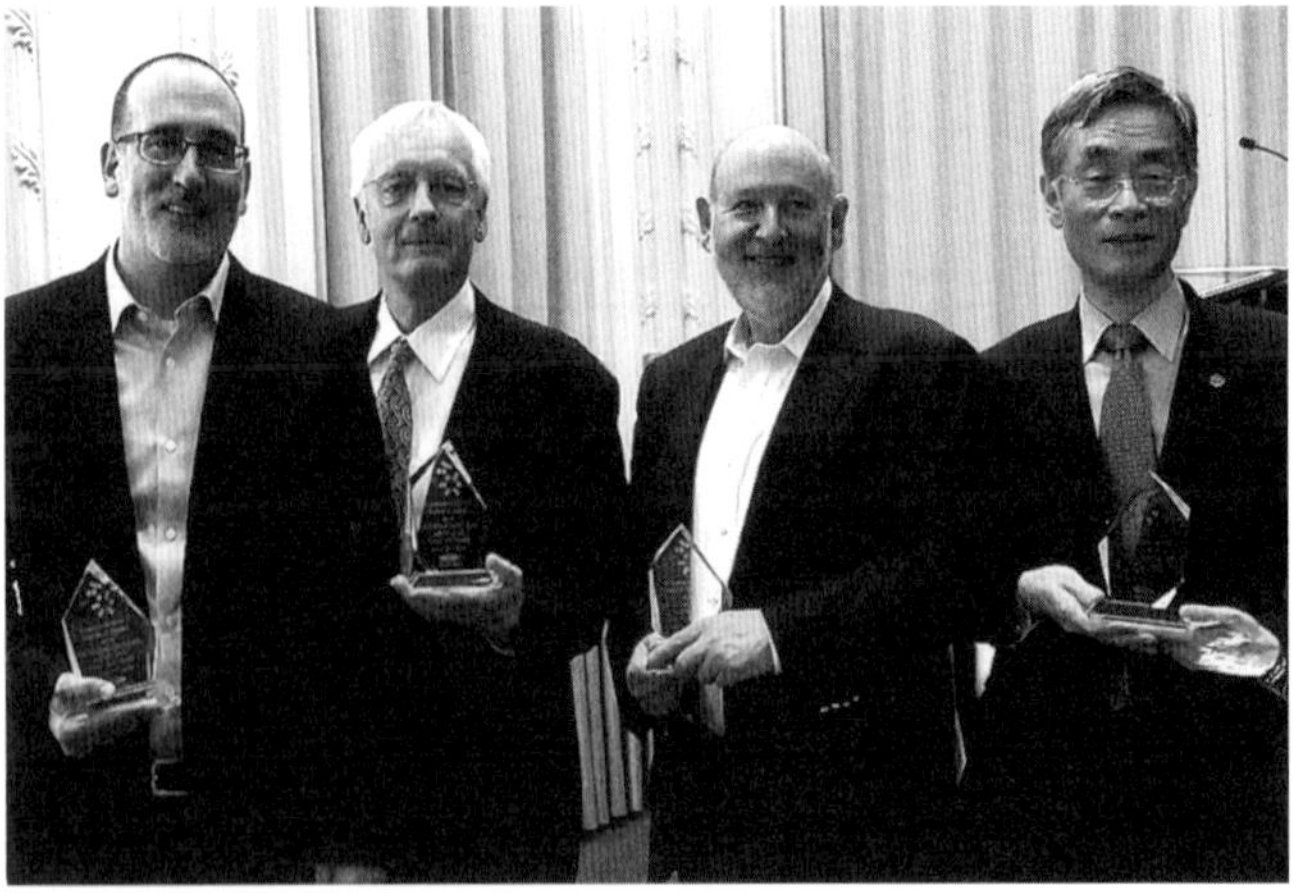

2017 年国際オーソモレキュラー医学会の名誉殿堂入り。右端が著者。

です。日本では「分子整合医学」などと訳されます。

西洋医学では、体に存在していない化学物質を薬品として体内に入れることで病気を治そうとします。しかし、実際には症状を和らげても、根本的な治療とはなっていないのが実情です。

一方、オーソモレキュラー医学は、病気の背景には分子レベルの異常があり、これをビタミンなどの自然物でよい方向に導けば病気は治っていく、予防できるとする革命的な理論です。

オーソモレキュラー医学の考えに基づいてポーリング博士が出版したのが、前述の

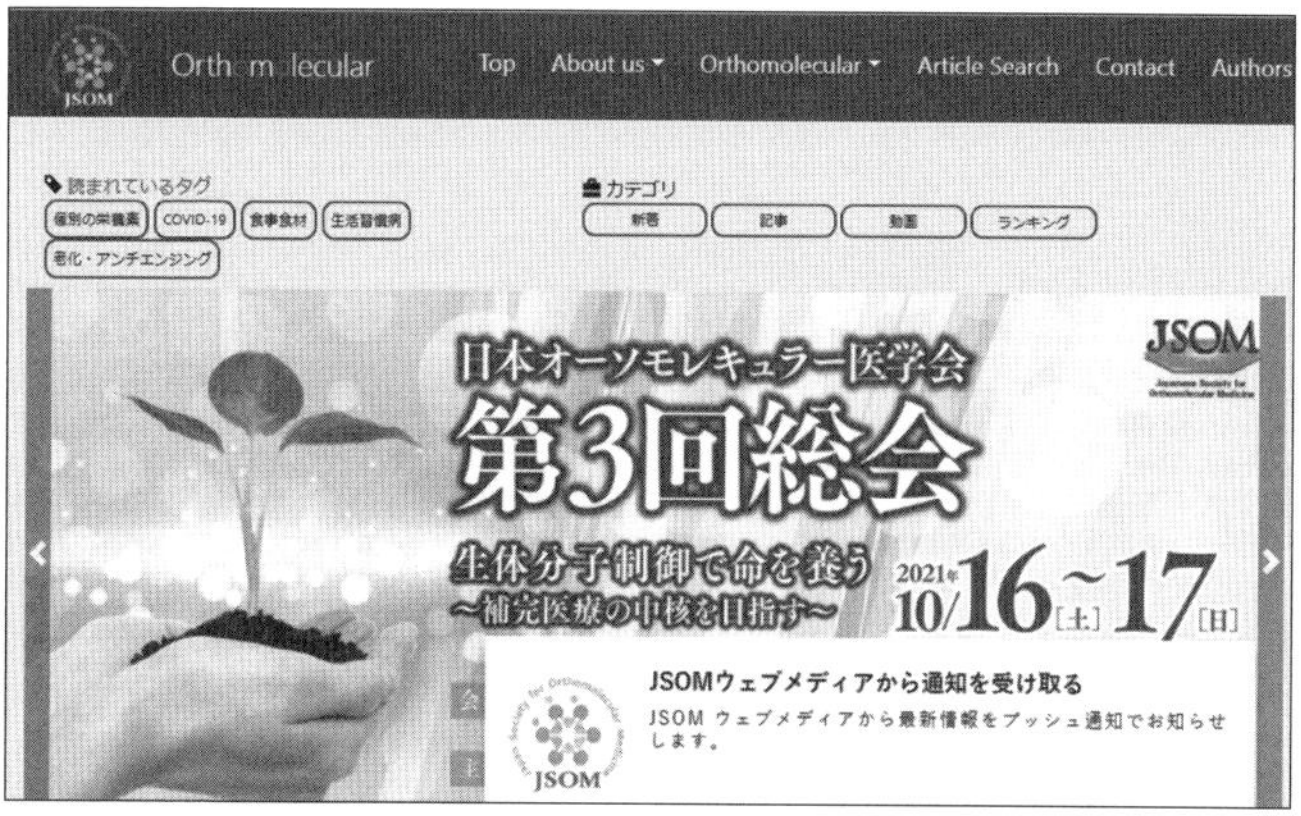

日本オーソモレキュラー医学会（国際オーソモレキュラー医学会日本支部）のホームページ。日本国内におけるオーソモレキュラー医学普及のための啓蒙活動を幅広く行っている。 https://isom-japan.org/

『かぜとビタミンC』、『がんとビタミンC』の2冊の本です。

多くの一般の人々はこれらの事実を受け入れたのですが、既存の医学会はまったく正反対の態度をしめしました。医学の素人であり、西洋医学の常識に真っ向から反するポーリング博士の考えは、医学権威者らの逆鱗に触れてしまったのです。

アメリカの巨大病院メイヨークリニックを抱えるメイヨー医科大学の教授らは、「ビタミンCの摂取にはがんに対する効果が一切なかった」との論文を発表。もちろん、ポーリング博士らは反論を行いました。

ポーリング博士とキャメロン医師は、最

初の10日間にわたってビタミンCを10g点滴していたのですが、メイヨー医科大学ではビタミンCの点滴を行わず、内服をしているのみでした。また、メイヨー医科大学でのビタミンCの内服期間は平均2・5カ月。一方、ポーリング博士らは患者さんたちが亡くなるまでビタミンCの内服を続けてもらっていました。さらにメイヨー医科大学では、少しでも患者さんの調子が悪くなると、ビタミンCの投与を中止。実際のところ、ビタミンC投与中には一人の患者さんも死亡していません。亡くなったのはビタミンCを中止したとき。しかも、ビタミンCの投与を中止した後、患者さんの約半数に毒性のある抗がん剤5－FUが投与されていたこともわかったのです。

メイヨー医科大学の論文は、このように穴だらけのもので、ポーリング博士は、「この研究は欠点が多すぎて何の価値もない」と切り捨てたほどでした。

しかし、メイヨー医科大学を中心としたアメリカ医学界によるビタミンCやオーソモレキュラー医学に対する大々的なネガティブキャンペーンは、ポーリング博士らの反論の声をかき消します。結果、多く人々はビタミンCを摂るのをやめ、医師らもビタミンCから離れ、オーソモレキュラー医学の考えも追いやられてしまったのです。

21世紀の今、ポーリング博士の考えが求められている

でも、そんな圧力に負けることなく、ポーリング博士やその弟子たちは黙々とビタミンC研究や自身での摂取などを続けていました。

ポーリング博士は晩年前立腺がんになられたのですが、その際に「ビタミンCを飲んでいてもがんになったじゃないか！」との批判を受けました。それに対して彼の答えはまことに痛快です。

「私ががんになったことで、ちまたではいろいろといわれています。ですが、私は確信を持って申し上げます。もしビタミンCを飲んでいなかったら、私の生存曲線は20年下がっていたでしょう」（ポーリング博士）。

当時のアメリカ人男性の平均寿命は、今よりも低くおそらく70歳前半ほど。93歳までご存命だったポーリング博士は、平均寿命をはるかに上まわって大往生されました。しかも、最期まで頭が冴えていたと聞きます。

近年ますますポーリング博士の弟子たちによる逆襲が盛んに行われています。

アメリカ国立衛生研究所は（ＮＩＨ）は、２００５年にビタミンCを大量に点滴で投与することでがん細胞が死滅するメカニズムを発表しました。アメリカでは大学病院での臨床試験も広く行われ、以降、実際の臨床の場でも多くの医師がビタミンCによるがん治療を実践するようになりました。

21世紀の今、世界中の医師や学者たちによるビタミンCの研究が進んでいます。

本書でご紹介した「ビタミンCががんに効く6つのルート解明」といった新事実も明らかになり、ビタミンCやオーソモレキュラー医学への信頼が年々高まっています。

ポーリング博士の弟子であり、米国立衛生研究所から反撃ののろしをあげたマーク・レバイン医師は、最近「ビタミンCとがん——不死鳥をよみがえらせる」との論文を発表しました。死にそうだった不死鳥は今やよみがえり、世界に向かって羽ばたき始めました。

国内では、東京大学、名古屋大学、愛媛大学、愛知県がんセンター研究所、量子科学技術研究開発機構、東京都医学総合研究所などから、超高濃度ビタミンC点滴療法を支持する論文が発表され、我々を勇気づけてくれます。

以前、お茶の水女子大学で、ビタミンC研究者委員会という、教授クラスの研究者が構成する会で講演したとき、「ビタミンCは奥深い、研究してきてよかった。自分も点滴を受けたい」と言われました。

ところが、いまだ日本では、ビタミンC点滴やオーソモレキュラー医学を否定する医師が大多数のようです。既存の理論や自分の知識に固執したり、エビデンスに振り回されたりすると、事実は見えなくなってしまいます。

ポーリング博士排斥の急先鋒であった薬物中心のアメリカ医学界自体が、がんなどの生活習慣病・難病・疫病などに、国民が満足する対応ができているとは思えません。

オーソモレキュラー医学、ビタミンC点滴の生みの親であるポーリング博士は、天才であるがゆえに理論ではなく、直感でかぜやがんへの有効性を発見したのではないかと私は思っています。理論や知識を乗り越え、肌身で得るそういった感覚こそ、「生きた人間を診る」医師にも必要なものではないかと思います。

私はポーリング博士から多くのことを学びました。原点である彼へ「ありがとう」と伝えたいと心から思っています。

CTC検査と超高濃度ビタミンC点滴が、がんを死なない病気にする！

ポーリング博士の影響を受け、がん治療に超高濃度ビタミンC点滴を取り入れるようになって40年以上が過ぎました。この間、多くの患者さんたちがビタミンC点滴によって救われてきた現実を見続けています。また、がん予防にも有効な方法であると確信し、私自身も定期的に超高濃度のビタミンC点滴を受けています。

現在、医学技術の発展によって超早期での極小がんの発見が可能となりました。CTC検査の超早期発見に加え、高濃度ビタミンC点滴での超早期治療が確立されたら、「ひょっとしたら、がんは着実に治る病気になるかも」との希望を抱いています。少なくとも、がんで死なない確率は飛躍的に上がるのは事実でしょう。

多くの方がこのことを知り、がん予防やがん治療に役立てていただければ幸いです。

最後に、敏腕の編集者、湊香奈子、沢谷龍子の両氏に心から感謝いたします。

２０２１年11月吉日

水上　治

CTC検査・超高濃度ビタミンC点滴療法実施医療機関

康安外科内科医院

青森県弘前市栄町1丁目 2-6
☎ 0172-33-6262

あきたすてらクリニック

秋田県秋田市手形字西谷地 1-2　ラ・ボア・ラクテ 1 階
☎ 018-874-7411　https://www.akita-stella.jp/

一番町きじまクリニック

宮城県仙台市青葉区一番町3丁目 6-1　一番町平和ビル 5 階
☎ 022-222-1071　https://www.kijima-clinic.com/

医療法人社団健幸福会　龍ケ崎大徳ヘルシークリニック

茨城県龍ケ崎市大徳町 1298-3
☎ 0297-64-3133　http://www.hwho.jp/

内藤医院

栃木県小山市東城南 3-12-10
☎ 0285-37-9424　https://blue-clinic-aoyama.com/

EMI CLINIC

栃木県宇都宮市鶴田 3-8-10
☎ 028-678-4396　https://www.emimedicinalinsights.com

医療法人社団松寿会　松山医院

群馬県前橋市本町 1-1-3　AMD 1F
☎ 027-289-2121　http://e-matsuyamaiin.com

医療法人社団かいしん会　ますなが医院

埼玉県富士見市勝瀬 739-1
☎ 049-264-1511　http://www.masunaga-clinic.com/

つくし座クリニック

千葉県四街道市つくし座 2-2-3
☎ 043-421-0255　https://tsukushiza-clinic.com/

ナチュラルアートクリニック（四ツ谷）

東京都千代田区六番町 6-5 アンドロイドビル 2F
☎ 03-6256-8448　https://naturalartclinic.com/

アクアメディカルクリニック

東京都江東区亀戸 3-14-4
☎ 03-3637-1851　https://aqua-medical-c.com/

メディカルブランチ表参道

東京都港区北青山 3-9-7　表参道 N&N ビル 3 F
☎ 03-5774-2057　http://www.medical-brunch.jp/

大手町さくらクリニック in 豊洲

東京都江東区豊洲 3-2-20 豊洲フロント 2F
☎ 03-6219-5688　https://www.oscl.jp/

サンクリニック

東京都墨田区江東橋 5-3-13　写測ビル
☎ 03-5625-2067　https://www.son-clinic.jp/

グランプロクリニック銀座

東京都中央区銀座 2-8-18 グランベル銀座 5 階
☎ 03-3538-5825　https://granpro-clinic.com/

ハタイクリニック

東京都目黒区中町 2-47-22　統合医療ビル 1 F
☎ 03-3719-8598　http://www.hatai-clinic.com/

小杉医院

東京都世田谷区羽根木 1-3-2

のぞみクリニック

東京都品川区北品川 2-9-12
☎ 03-5769-0355　https://www.nozomiclinic.jp/

医療法人社団愛恵会 湘南メディカル記念病院

東京都墨田区両国 2-21-1
☎ 0120-979-097（代表）　https://www.sbc-hospital.jp/

サーモセルクリニック

東京都品川区東五反田 5-25-19 東京デザインセンター 2F
☎ 03-6455-7181　https://thermo-cc.com/

ナチュラルハーモニークリニック表参道

東京都渋谷区神宮前 6-25-14 神宮前メディアスクエアビル 5 階
☎ 03-3400-0066　https://nhc-cancer.com/

医療法人社団東京銀座国際医院

東京都中央区銀座 1-14-4 プレリー銀座ビル 2 階
☎ 03-6263-2034　https://www.tgic.jp/about/guide/

健康増進クリニック

東京都千代田区九段南 4-8-21 山脇ビル 5 階
☎ 03-3237-1777　www.kenkou-zoushin.com

金内メディカルクリニック

東京都新宿区西新宿 7-5-25 西新宿プライムスクエア 2 階
☎ 03-3365-5521　http://www.kmc.or.jp

銀座みやこクリニック

東京都中央区銀座 3-10-15 東銀 2 ビル 6 階
☎ 03-6228-4112　https://gmcl.jp/

新橋駅前内科クリニック

東京都港区新橋 1-15-7 新橋 NF ビル 501
☎ 03-3593-7660　http://www.xx.em-net.ne.jp/~medical/

ウェルネスクリニック神楽坂

東京都新宿区下宮比町 3-1 津多屋ビル 3 階
☎ 03-645- 5600　https://wellnesskk.com/

ルネスクリニック日本橋

東京都中央区日本橋室町 3 丁目 3-1 E.T.S 室町ビル 3 階
☎ 03-6665-0888　https://biken-kai.com/renais-nihonbashi/

鎌倉元氣クリニック

神奈川県鎌倉市小町 2-12-30 BM ビル 3F
☎ 0467-22-3000　http://www.spicclinic.com

ふるたクリニック

神奈川県川崎市麻生区百合丘 1-19-2　司生堂ビル 1 階
☎ 044-959-5116　http://www.furuta-clinic.jp

大垣セントラルクリニック

岐阜県大垣市赤坂新田 1-63-1
☎ 0584-71-0163　http://www.og-centralcl.com/

佐井泌尿器科・皮フ科クリニック　サイクリニックメディカルスパ

愛知県名古屋市天白区平針二丁目1906番地 KMビル 2F
☎ 052-847-5110　http://www.saiclinic.com/

フェリシティークリニック名古屋

愛知県名古屋市中区丸の内 2-14-19　安藤ビル 3・4 階
☎ 052-231-5025　https://www.felicityclinic-nagoya-tougou.com/

おおこうち内科クリニック

愛知県稲沢市祖父江町桜方 6-7
☎ 0587-97-8300　https://www.okochi-cl.com/

滝歯科医院　メディカルサロンナチュラルデンティストリー

愛知県一宮市本町1丁目4-19
☎ 0586-72-2351　http://www.takioptimalhealth.jp/

麗ビューティー皮フ科クリニック　滋賀草津院

滋賀県草津市西大路町 4-32　クサツエストピアホテル 1 階
☎ 077-569-5509　https://www.rei-beauty.com/

京都御池メディカルクリニック

京都府京都市中京区一之船入町537番地20　FIS御池ビル 8 階
☎ 075-252-5252　https://kyoto.krg.or.jp/

医療法人紀隆会 りんくうメディカルクリニック 先進医療センター

大阪府泉佐野市りんくう往来南 3-41　メディカルりんくうポート2階
☎ 0724-24-0024　https://rinku-medical-clinic.com/

奥野病院

大阪府大阪市阿倍野区天王寺町北2丁目31-4
☎ 06-6719-2200　http://www.okuno.abeno.osaka.jp/

医療法人仁善会 田中クリニック

大阪府大阪市生野区生野西2丁目3番8号 電気館ビル1階
☎ 06-6711-3770 https://www.tanaka-cl.com/

麗ビューティー皮フ科クリニック 大阪高槻院

大阪府高槻市上田辺町18-1 TSKビル1F
☎ 072-668-5509 https://www.rei-beauty.com/

医療法人JHP 佐藤歯科医院

大阪府吹田市山田東2-24-9
☎ 06-7897-8787 http://sato.dental.mydns.jp/

医療法人仁由会 ウエルネスビューティクリニック

大阪府大阪市北区曽根崎2丁目15-29 ADビル梅田9F
☎ 06-4709-5622 https://wbc.or.jp/

芦屋グランデクリニック

兵庫県芦屋市前田町3-5
☎ 0797-22-8000 http://ashiya-grandeclinic.net/

SINGA 宝塚クリニック

兵庫県宝塚市南口2-6-3
☎ 0797-26-8188 https://singa-clinic.jp

医療法人ハートフル会 ますだ歯科医院

鳥取県鳥取市古海654-2
☎ 0857-39-4888 http://masuda-dent.com

統合医療センター 福田内科クリニック

島根県松江市上乃木9丁目4-25
☎ 0852-27-1200 http://tougouiryou-fukudaclinic.com/

おきた内科クリニック

広島県広島市安佐北区落合南1-11-15
☎ 082-841-0033 http://www.okita-naika.com

アドバンス・クリニック福山

広島県福山市住吉町5-8
☎ 084-999-2251 https://advance-clinic-fukuyama.com/

桑島内科医院

香川県東かがわ市三本松 751

☎ 0879-25-0771　http://kuwajima.net/

うしおえ太陽クリニック

高知県高知市竹島町 13-1　うしおえメディカルビル・イーア 2 F

☎ 088-805-0070　https://www.taiyou-clinic.jp/

医療法人聖療会　青木優美クリニック

福岡県福岡市中央区天神 1-7-11 イムズ 8 階

☎ 092-717-5005　https://aoki-yumi-clinic.or.jp/

葉子クリニック

福岡県北九州市八幡東区高見 3-3-13

☎ 093-651-0880　http://www.yoko-clinic.net/

しげた総合診療クリニック

佐賀県佐賀市大和町大字川上 323-1

☎ 0952-64-9800　https://shigetaclinic-saga.com/

けんゆう会　園田病院

宮崎県小林市堤 3005-1

☎ 0984-22-2221　http://www.sonoda-hospital.jp/

グレースメディカルクリニック

熊本県熊本市東区佐土原 1-16-36

☎ 096-3620-9013　https://gmc.kumamoto.jp/

ハートフルクリニック

沖縄県糸満市字武富 175-1

☎ 098-992-0088　http://www.hakujyukai.com/

超高濃度ビタミンC点滴療法のみ
実施医療機関

久保産婦人科医院

群馬県沼田市高橋場町 2031-4
☎ 0278-23-1360　https://www5.kannet.ne.jp/~kubo-cli/

ミューズシティクリニック

埼玉県さいたま市南区別所 7-2-1　ザファーストタワー
☎ 048-839-2233　https://muse-city.com/

Alohaさおり自由が丘クリニック

東京都目黒区緑が丘 2-24-15　コリーヌ自由が丘 EST3F
☎ 03-6459-5068　http://www.aloha-saori-jiyugaoka-cl.jp

東京月島クリニック

東京都中央区佃 1-11-8　ピアウェストスクエア 2F
☎ 03-6219-5100　https://tsukishima-clinic.jp/

オリンピア KAI デンタルオフィス

東京都渋谷区渋谷 1-10-7　グローリア宮益坂Ⅲ南館 206
☎ 03-5485-8343　https://www.olympia2020.tokyo/

東京キャンサークリニック

東京都千代田区飯田橋 1-3-2　曙杉館ビル 9 階
☎ 03-6380-8031　https://tokyocancerclinic.jp/

アットホーム表参道クリニック

東京都港区北青山 2-12-31　第3イノセビル 2 階
☎ 03-3423-3232　https://www.o-athome.jp/

小豆沢整形外科

東京都板橋区小豆沢 2-36-13　マツエクリニック 6 F
☎ 090-9832-4229　http://www.azusawaseikei.com

花岡由美子女性サンテクリニック

東京都練馬区東大泉 5-29-8
☎ 03-5947-3307　https://www.hanaoka-yumiko.com/

小野田医院

神奈川県川崎市宮前区馬絹 6-22-14　第1ケーエービル 1 階 2 階
☎ 044-854-8821　https://www.onoda-iin.jp

ピーキッズ歯科

神奈川県横浜市鶴見区矢向 5-3-23
☎ 045-580-7718　http://www.p-kids-shika.jp/

かるいざわ御影用水クリニック

長野県北佐久郡軽井沢町追分 49-1
☎ 0267-31-0717　https://karuizawa-mikageyousui.com

あかばね腎・泌尿器クリニック

静岡県袋井市高尾 1760-2
☎ 0538-41-2960　https://www.akabane-cl.jp

輝齢ハラダクリニック

静岡県静岡市清水区草薙 1 丁目 3-15　グラソード草薙 201
☎ 054-348-3377　http://kireihc.jp

かねまきクリニック

愛知県名古屋市中区大井町 4-20
☎ 052-321-8201　https://www.kanemakicl.com

まきクリニック

愛知県名古屋市中区大須 3-30-60　大須 301 ビル 4 階
☎ 052-262-3266　http://www.maki-clinic.jp

小早川医院

愛知県名古屋市昭和区前山町 1-19　つばめ前山町ビル A 棟 1F
☎ 052-752-0800　http://www.kobayakawa-dm.com

祐森クリニック

滋賀県大津市和邇中浜 460-1
☎ 077-594-5611　http://www.yumori.com

村上内科医院

京都府京都市山科区四ノ宮垣ノ内町 1 番地
☎ 075-591-4722　https://murakaminaika.com/

辻田歯科医院
大阪府守口市寺内町 1-11-18
☎ 06-6991-0225　http://www.tsujita-dental.com

ひらおかデンタルクリニック
大阪府東大阪市昭和町 1-2　グレイス21 1F
☎ 072-943-4618　http://www.hiraoka-dc.jp/

広田歯科医院
兵庫県神戸市中央区古湊通2丁目2番23号　齊藤ビル 2 階
☎ 078-362-6074

オカ・レディース・クリニック
兵庫県神戸市北区大原 3-8-1
☎ 078-586-2626　http://www.oka.lc.jp

尾島クリニック
岡山県高梁市柿木町 5 番地
☎ 0866-22-2385　http://www.ojimaclinic.com

東歯科医院
長崎県長崎市大橋町 23-1
☎ 095-844-1443　https://higashi-sika.kamu-come.com/

船塚クリニック
宮崎県宮崎市船塚 3-114-2
☎ 0985-73-8830　https://www.facebook.com/yoshiaki.hidaka.9

さつまクリニック
鹿児島県薩摩郡さつま町求名 12552-2
☎ 099-657-0020

新健幸クリニック
沖縄県那覇市久茂地 2-11-18　久茂地医邸3F
☎ 098-861-5700　https://shinkenko-clinic.jp

◉著者プロフィール

水上 治（みずかみ・おさむ）

1948年、北海道函館市生まれ。弘前大学医学部卒業後、北品川総合病院内科勤務。東京医科歯科大学医学博士。米国ロマリンダ大学公衆衛生学博士。東京衛生病院健康増進部長を経て、2007年健康増進クリニック院長（東京都千代田区／ホームページ https://www.kenkou-zoushin.com）。一般財団法人国際健康医療研究所理事長（ホームページ https://iri-hm.com）。北品川総合病院時代、進行がんの患者さんに高濃度ビタミンC点滴療法を実地したパイオニアの一人。医院開業後、「超」高濃度ビタミンC点滴療法に取り組み、多数の進行がん患者さんに良好な結果を得ている。

著書は、『健康を創る』（福音社）、『1週間バランス健康法』『超高濃度ビタミンC点滴療法』『日本一わかりやすいがんの教科書』（PHP研究所）、『希望の抗がん剤点滴ビタミンC』（河出書房新社）、『ビタミンCは人類を救う!!』（監修 学研）、『がん患者の迷いに専門医が本音で答える本』（草思社）、『難しいことはわかりませんが、がんにならない方法を教えてください！』（文響社）、『日本人に合ったがん医療を求めて』（ケイオス出版）など多数。

がんで死なない最強の方法

発行日　2021年11月5日　第1刷

定　価　本体1500円＋税

著　者　水上 治

発　行　株式会社 青月社

〒101-0032

東京都千代田区岩本町3-2-1 共同ビル8F

TEL 03-6679-3496　FAX

印刷・製本　株式会社